Rudolf Virchow

Vier Reden über Leben und Kranksein

Übertragung aus Fraktur und Original

SEVERUS
Verlag

Virchow, Rudolf: Vier Reden über Leben und Kranksein. Übertragung aus Fraktur und Original
Hamburg, SEVERUS Verlag 2010.

ISBN: 978-3-942382-63-2
Druck: SEVERUS Verlag, Hamburg, 2010
Lektorat und Textbearbeitung: Laura Pust

Bibliografische Information der Deutschen Nationalbibliothek:
Die Deutsche Nationalbibliothek verzeichnet diese Publikation in der Deutschen Nationalbibliografie; detaillierte
bibliografische Daten sind im Internet über http://dnb.d-nb.de abrufbar.

SEVERUS Verlag

**Seiner lieben, treuen Freundin
Sophie Müller
in Homburg vor der Höh'.**

Es sind jetzt schon mehr als vier Jahre her, seitdem Sie mir Ihr Herz über meine Gedenkrede auf Johannes Müller eröffneten. Sie sagten damals: „Sie schildern, mit der wahren Pietät vor einem großen Forscher, nicht allein ein bedeutendes Menschenleben, Sie schildern einen ganzen Zeitabschnitt der Geschichte mit seinen Kämpfen und Siegen, mit seinem Reichtum und seiner Armut. Die Hauptmomente fallen in die Zeit meiner Jugend, wo die Seele so leicht sich begeistert für Großes und Edles; begreifen Sie nun, wie die 63 jährige Alte mit jugendlicher Frische Ihre Rede gelesen hat." Sie beklagten es, daß ein solcher Forscher unbefriedigt aus der Welt gehen mußte; Sie wiesen darauf hin, daß Wissen allein den Geist nicht befriedigt; Sie trauerten darüber, daß der jetzige Stand der Naturforschung von Gott abführe.

Wenn ich jetzt wieder zu Ihnen komme und Ihrem milden Urteile einige Bilder und Betrachtungen aus der lebendigen Natur unterbreite, so fühle ich wohl, daß auch diese keinen Anspruch darauf machen dürfen, Ihren Anforderungen an die Naturforscher zu genügen. Denn zu keiner Zeit bietet unsere Forschung einen wirklichen Abschluß dar. Wir sind, wie auf einer großen Reise, und keiner von uns hat die Aussicht, das Ziel zu erreichen. Immer neu eröffnet sich vor uns das Land des Nichtwissens, und was wir wissen, läßt uns unbefriedigt. Das Wissen selbst ist ja mehr ein Flüssiges und allein der Glaube hat das Vorrecht, in jedem Augenblick stetig zu sein. Aber auch der Gläubige weiß nicht, was er doch wissen möchte, sondern er hofft nur zu wissen. In dieser Hoffnung findet er den Trost für die Unvollkommenheit alles Irdischen und er verzichtet in Demut auf das Unerreichbare. In guten Werken rüstet er seine Seele für eine schönere Zukunft.

Nicht anders ist der Weg des Naturforschers. Denn gleichwie es eine Hoffnung des Forschens und eine Gemeinschaft der Wissenden gibt, so gibt es auch eine Demut des Wissens, eine Resignation des Erkennens. Arbeit ist auch uns der beste Lohn, und die höchste Befriedigung außer dem Forschen gewinnen wir dann, wenn es uns gelingt, unsere Wissenschaft in das handelnde Leben einzuführen und sie nicht bloß dem materiellen, sondern auch dem sittlichen Fortschritte der Menschheit dienstbar zu machen. Unsere Zeit aber bietet ja gerade das schöne Schauspiel dar, wie täglich mehr und mehr Wissen und Können in Eins zusammengehen, wie forschende Gelehrte zugleich tätige Bürger werden, wie die früher abgeschlossene Wissenschaft in das ganze Volk eindringt und in ihm lebendig fortarbeitet.

Möchten in diesem Sinne die nachfolgenden Blätter vor Ihren Augen Gnade finden. Möchten Sie es dem Naturforscher nachsehen, wenn er nur von dem Zeugnis ablegt, was der wissenschaftlichen Erkenntnis zugänglich ist.

Berlin, am Karfreitage des Jahres 1862.

Rud. Virchow.

I.

Über die mechanische Auffassung des Lebens.

Nach einem frei gehaltenen Vortrag aus der dritten allgemeinen Sitzung der 34. Versammlung deutscher Naturforscher und Ärzte.

(Karlsruhe, am 22. September 1858.)

Wenn ich es versuche, in einer so erleuchteten Versammlung die Frage von der mechanischen Auffassung der Lebensvorgänge zu behandeln, so muß ich wohl zunächst der Besorgnis entgegentreten, als hätte ich die Absicht, jene unschönen Diskussionen über die doppelte Buchführung, über die Grenzen zwischen Glauben und Wissen zu erneuern, welche seit der Göttinger Naturforscherversammlung so oft den Inhalt allgemeiner Vorträge gebildet haben. Das Wissen hat keine anderen Grenzen, als das Nichtwissen, und ich habe die frohe Zuversicht, daß es in Deutschland nicht gelingen wird, nochmals die Kirche zur Richterin über das Wissen zu setzen. Eine Nation, welche in einem dreißigjährigen Kriege für die Gewissensfreiheit geblutet, welche in dem Westphälischen Frieden dieselbe auch rechtlich erworben hat, darf wenigstens diese Frage als eine abgetane behandeln.

Unsere Aufgabe ist eine andere. In der ungeheuren Entwickelung der Naturwissenschaften häuft sich allmählich das erfahrungsmäßige Wissen so sehr, daß es für den Einzelnen überaus schwer wird, den Gesamtüberblick festzuhalten, und gerade die biologischen Disziplinen sehen schon jetzt ihre einst so innige Verbindung mit dem Ganzen der Naturforschung hart gefährdet. Nichts ist dringender geboten, als den alten Zusammenhang im allgemeinen Bewußtsein wieder fester zu knüpfen und in dem gegenseitigen Verständnisse die volle Kraft der Einheit zurück zu gewinnen. Denn wenigstens die Naturforscher sollten in der allgemeinen Auffassung des Lebens einig sein. Entweder ist eine solche naturwissenschaftlich möglich und nur dann darf auch die Lehre vom Leben, die Biologie als ein Gegenstand methodischer Naturforschung betrachtet werden, oder dies ist nicht der Fall und dann muß man aufhören, die Vorgänge des Lebens unter Naturgesetze beugen zu wollen.

Noch vor einem Menschenalter fand man eine gewisse Einigung in jener Vorstellung von dem Leben, in welcher man die ganze Natur zusammenfaßte. Wie Großes glaubte die Naturphilosophie auszusprechen, wenn sie von einem Leben der Atmosphäre redete! Seitdem man wußte, daß das Luftmeer mit großer Beständigkeit eine bestimmte Mischung aus bestimmten Gasen bewahre, schien ja nichts natürlicher, als daß auch der Atmosphäre, wie der Pflanze oder dem Tier, ein bestimmendes Prinzip innewohne, als daß auch sie ihre besondere Mischung durch sich selbst erhalte und bewahre. Aber die Meteorologie hat das alte Rätsel gelöst, von wannen der Wind kommt und wohin er geht; sie hat in dem Wechselverhältnis zwischen Sonne und Erde, zwischen Ort und Ort die Bedingungen der Luftströmungen gezeigt; sie weiß, daß die Pflanzen die Kohlensäure aufnehmen, welche die Tiere ausatmen, und umgekehrt, daß die Pflanzen den Sauerstoff freimachen, dessen die Tiere zu ihrer Atmung bedürfen. Ohne das Leben der Pflanzen und Tiere würde es keine Beständigkeit der Luftmischung geben; in ihnen ist das Leben und nur in ihnen allein. Will man sich nicht in unklare und willkürliche Träumereien vertiefen, so muß man den Begriff des Lebens allein an die lebendigen Wesen knüpfen. Die Pflanze, das Tier, der Mensch sind die einzigen bekannten Träger des Lebens. An diese bestimmten Formen ist das Leben gebunden; aus der Analyse derselben muß die Deutung des Begriffs vom Leben folgen, und nur diejenige Deutung kann befriedigen, welche auf jede Form des Lebens, sei sie so niedrig oder so hoch, als sie wolle, Anwendung findet.

Die Frage vom Leben gehört daher im engeren Sinne nur der Botanik, der Zoologie, der Physiologie und der Medizin an. Die Astronomie spricht nicht mehr von dem Leben der Gestirne, die Geologie nicht mehr von dem Leben der Erde. Allerdings haben auch die Weltkörper ihre Geschichte, wenn auch nur wenig davon geschrieben steht. Anfang und Ende der Weltkörper ist unserer Beobachtung bis jetzt unzugänglich, aber wohl zeigt sich an ihnen Bewegung, Entwicklung, Tätigkeit. Die Erde war nicht immer, was sie jetzt ist, und in jedem Augenblick wird sie anders. Lebt sie aber? Ist in ihrer Geschichte irgend eine Übereinstimmung zu finden mit der Geschichte der Pflanze oder des Tieres? Ist sie unseres Gleichen? Welche Verirrung der Phantasie würde dazu gehören, eine solche Vorstellung auszubrüten und fortzuspinnen! Die Erde hat ihres Gleichen unter den anderen Weltkörpern, und sie ist eben so wenig vergleichbar mit den lebenden Wesen, die sie trägt, als mit dem Äther, den die Vermutung der Physiker zwischen sie und die anderen Weltkörper setzt.

Das Leben gibt sich nicht bloß dadurch zu erkennen, daß es Körper hervorbringt, welche neben anderen ein Sonderdasein führen, sich als solche erhalten und durch gewisse, ihnen eingepflanzte Kräfte eine Tätigkeit entfalten. Dies Alles kommt auch den Weltkörpern, den Steinen und Kristallen zu. Das Sonderdasein des Lebendigen ist unabänderlich gebunden an eine bestimmte Form, in welcher zugleich der Grund der Erhaltung und die Richtung der Tätigkeit vorgezeichnet ist und welche außerdem das in der ganzen übrigen Welt unbekannte Phänomen der Fortpflanzung, der Erneuerung und Vermehrung, darbietet. Alles Lebendige hat vermöge jener bestimmten Form, in welcher es sich darstellt, eine gewisse Besonderheit und Beständigkeit des Baues und wiederum innerhalb dieses Baues eine gewisse Besonderheit und Beständigkeit der Mischung, der inneren Zusammensetzung, und nur diese Übereinstimmung des Baues und der Mischung gibt uns das Recht, die niedrigste Pflanze mit dem höchsten Tier in ein einziges großes Reich des Lebendigen zusammen zu fassen und dieses Reich der noch größeren Welt des Unbelebten entgegen zu sehen.

Die besondere und beständige Form des Lebens ist die Zelle. Welches lebendige Wesen wir auch untersuchen mögen, immer erweist es sich als hervorgegangen aus einer Zelle und als zusammengesetzt oder aufgebaut aus Zellen. Die Pflanze stellt eine losere, das Tier eine innigere Zusammenordnung von

Zellen dar, von denen jede gewisse Merkmale an sich hat, durch welche sie den anderen ähnlich oder vielmehr gleich ist. Noch jetzt ist es nicht unumstößlich sicher, wie viele oder wie wenige Merkmale jede Zelle in sich vereinigen muß, ob auf diesen oder jenen ihrer Teile ein größeres Gewicht zu legen ist; noch jetzt streitet man darüber, ob alle Gewebe des Körpers zu allen Zeiten zellige Gebilde enthalten und ob die niedrigsten Pflanzen und Tiere Zellen in aller Vollständigkeit des Schulbegriffes besitzen. Aber die Tatsache, daß Zellen der regelmäßige Ausgangspunkt und die Fortpflanzer des Lebens sind, daß das Leben in seiner Geschichte wesentlich an sie gebunden ist, wird nicht mehr bezweifelt. Alle Zweige der Biologie finden daher in der Lehre von der Zelle ihre Verknüpfung; der Gedanke von der Einheit des Lebens in allem Lebendigen findet in der Zelle seine leibliche Darstellung. Was man bloß in der Idee gesucht hatte, das hat man endlich in der Wirklichkeit gefunden; was Vielen ein Traum erschien, das hat einen sichtbaren Leib gewonnen, es steht wahrhaftig vor unserem Auge da.

Ein eigentümlich gebauter Kern, oft noch mit einem besonderen Kernkörperchen versehen, umgeben von einer weicheren, nach außen zu einer bald zarteren, bald derberen Begrenzungshaut verdichteten Masse, Alles aus Stickstoffhaltigem, Eiweißartigem Stoff aufgebaut, — das ist die organische Zelle. Schon in sich ist sie mannichfaltig, ein Organismus im Kleinen; schon durch sich ist sie befähigt, ein Sonderdasein zu führen, wie wir es bei der tierischen Eizelle vorübergehend, bei den niederen Pflanzen dauerhaft verwirklicht sehen. Denn entweder ist die Zelle schon das lebendige Individuum selbst, oder sie enthält das, was wir später so zu nennen Pflegen, wenigstens der Anlage nach.

Aber das Leben hat außer dem Allgemeinen und Gemeinschaftlichen, wodurch es eben Leben überhaupt ist, etwas Besonderes und Eigentümliches, wodurch es sich von anderen

Arten des Lebens unterscheidet. Und auch dieses Besondere und Eigentümliche findet sich an den Zellen wieder. Je vollkommener das Geschöpf, der Gesamtorganismus wird, um so verschiedenartiger werden auch die Zellen. Bei manchen Algen ist noch die ganze Pflanze ein Stock aus gleichartigen, an einander gereihten Zellen. Bei dem Wirbeltier und dem Menschen gleichen sich in ihrer inneren Einrichtung nur die Zellen desselben Gewebes oder Organes, die von den Alten geahnten sogenannten Similarteile, während die Zellen verschiedener Gewebe oder Organe die größte Verschiedenheit der Ausstattung des Innern, zuweilen auch des Äußern darbieten. Diese Verschiedenheit entspricht der Besonderheit der Tätigkeit und Wirksamkeit der besonderen Gewebe und Organe; sie erklärt die so überaus große Mannichfaltigkeit der Befähigung, nicht bloß der einzelnen Teile eines Gesamtorganismus, sondern, auch der einzelnen Gesamtorganismen selbst. Aus ihr begreifen wir nicht bloß, daß in der einzelnen Gattung oder Art der Pflanze oder des Tieres gewisse generische oder spezifische Besonderheiten hervortreten, sondern daß auch die einzelne Pflanze, das einzelne Tier innerhalb der Gattung und der Art noch wieder gewisse individuelle Besonderheiten besitzt.

Zellen sind es, welche das Grün der Blätter, die wundervolle Farbenpracht der Blüte in sich erzeugen, ohne daß sie deshalb aufhörten, Zellen zu sein. So auch sind es Zellen, welche in Feder und Haar, im Auge und im Blut alle jene verschiedenen Färbungen bedingen, durch welche Gattung und Art, Rasse, und Varietät, ja endlich das Individuum für sich in so auffallender Weise gezeichnet wird. An den grünen Farbstoff der Blätter, an den roten des Blutes ist das Geschäft der Atmung geknüpft, welches durch die einfache Zelle nicht besorgt werden könnte. Zellen sind es, welche das starre Holz des Baumes und die frei bewegliche Masse des Muskels hervorbringen, und der Härtegrad des Holzes, die Bewegungskraft des Muskels wechseln nicht bloß nach Gattung und Art, sondern auch nach der mehr oder weniger günstigen Entwickelung des Individuums. Und so führt uns die Analyse aufwärts bis zu der feinen Einrichtung des Nervenapparates, wo die höchsten Eigentümlichkeiten des tierischen Lebens, Empfindung, Bewegungseinfluß, Denken an bestimmten Gruppen zelliger Gebilde haften.

Das Leben ist die Tätigkeit der Zelle, seine Besonderheit ist die Besonderheit der Zelle. Die Zelle ist ein leibhaftiger Körper, aus bestimmten chemischen Stoffen zusammengesetzt und nach bestimmtem Gesetz aufgebaut. Ihre Tätigkeit wechselt mit dem Stoff, der sie bildet und den sie enthält; ihre Funktion ändert sich, wächst und sinkt, entsteht und verschwindet mit der Veränderung, der Anhäufung und der Abnahme dieses Stoffes. Aber dieser Stoff ist in feinen Elementen nicht verschieden von dem Stoffe der unorganischen, der unbelebten Welt, aus dem er sich vielmehr fort und fort ergänzt und in den er wieder zurücksinkt, nachdem er seine besonderen Zwecke erfüllt hat. Eigentümlich ist nur die Art seiner Zusammenordnung, die besondere Gruppierung der kleinsten Stoffteilchen, und doch ist sie wiederum nicht so eigentümlich, daß sie einen Gegensatz bildet zu der Art der Zusammenordnung oder Gruppierung, wie sie die Chemie der unorganischen Körper lehrt. Eigentümlich erscheint uns die Art der Tätigkeit, die besondere Verrichtung des organischen Stoffes, aber doch geschieht sie nicht anders, als die Tätigkeit und Verrichtung, welche die Physik in der unbelebten Natur kennt. Die ganze Eigentümlichleit beschränkt sich darauf, daß in den kleinsten Raum die größte Mannichfaltigkeit der Stoffkombinationen zusammengedrängt wird, daß jede Zelle in sich einen Herd der allerinnigsten Bewirkungen der allermannichfaltigsten Stoffkombinationen durch einander darstellt, und daß daher Erfolge erzielt werden, welche sonst nirgend wieder in der Natur vorkommen, da nirgend sonst eine ähnliche Innigkeit der Bewirkungen bekannt ist.

So besonders und eigentümlich, so sehr innerlich daher auch das Leben ist, so wenig ist es der Herrschaft der chemischen und physikalischen Gesetze entzogen. Vielmehr führt jeder neue Schritt auf der Bahn der Erkenntnis uns dem Verständnis der chemischen und physikalischen Vorgänge näher, auf deren Ablauf das Leben selbst beruht. Jede Besonderheit des Lebens findet ihre Erklärung in besonderen Einrichtungen anatomischer oder chemischer Art, in besonderen Anordnungen des Stoffes, der in dieser Anordnung seine ihm überall anhaftenden Eigenschaften, seine Kräfte äußert, jedoch scheinbar ganz anders, als in der unorganischen Welt. Aber es scheint eben nur anders, denn der elektrische Vorgang im Nerven ist nicht von anderer Art, als der in dem Drahte des Telegraphen oder in der Wolke des Gewitters; der lebende Körper erzeugt seine Wärme durch Verbrennung, wie sie im Ofen erzeugt wird; Stärke wird in der Pflanze und im Tier in Zucker umgesetzt, wie in einer Fabrik. Hier ist kein Gegensatz, sondern nur eine Besonderheit.

Die lebende Zelle ist also nur ein für sich bestehender Teil, in welchem bekannte chemische Stoffe mit ihren gewöhnlichen Eigenschaften in einer besonderen Weise zusammengeordnet sind und dieser Zusammenordnung und ihren Eigenschaften entsprechend in Tätigkeit treten. Diese Tätigkeit kann keine andere, als eine mechanische sein. Vergeblich bemüht man sich, zwischen Leben und Mechanik einen Gegensatz zu finden; alle Erfahrung führt zu dem gleichen Schlusse, daß das Leben eine besondere Art der Bewegung bestimmter Stoffe sei, welche mit innerer Notwendigkeit auf die ihnen zukommenden Erregungen, auf einen „Anstoß" hin in Tätigkeit treten. Jede Lebenstätigkeit bringt eine Veränderung der lebenden Teile, oder vielmehr jede Veränderung der lebenden Teile erscheint uns, so lange die Teile noch lebend sind, als Anstoß einer Tätigkeit, als Erreger einer Lebensäußerung. Wenn der

Muskel sich zusammenzieht, so ordnen sich die kleinsten Teilchen in seinem Innern in anderer Weise, als der Zustand der Ruhe es mit sich brachte, und zugleich geschehen chemische Veränderungen, durch welche gewisse dieser Teilchen zerstört (umgesetzt) werden. Aber der Muskel zieht sich nicht von selbst zusammen, er ist sich nicht selbst Anreiz zur inneren Veränderung, zur Tätigkeit, sondern er empfängt den Anreiz von außen und er hat keine Wahl, ob er sich zusammenziehen will oder nicht; er muß sich zusammenziehen, wenn der äußere Anreiz groß genug war, um seine inneren Teilchen aus ihrer Ruhe zu stören. Das Gesetz der Kausalität gilt auch für die organische Natur.

Ist das nicht der reinste Materialismus? So lautet die jetzt gebräuchliche Frage, welche schon als solche das Verdammungsurteil enthält. Wie Wenige geben sich auch nur die Mühe, die Antwort abzuwarten! Als ob es sich so ganz von selbst verstände, daß das Urteil verdammend sein müßte, wenn die Antwort bejahend lautete! Wäre es denn nicht möglich, daß die Erfahrung, so sehr sie auch überlieferten Vorurteilen widerspricht, doch begründet wäre und daß man viel mehr Recht hätte, das Opfer der Vorurteile zu fordern, als die Verdammung der Erfahrung auszusprechen? Aber in der Tat, die mechanische Auffassung des Lebens ist nicht Materialismus. Denn was kann man mit diesem Worte anders meinen, als die Richtung, alles Bestehen und Geschehen aus der bekannten Materie erklären zu wollen? Der Materialismus geht über die Erfahrung hinaus; er legt den engen Maßstab seines Wissens an jede Erscheinung; er konstituiert sich als System.

Systeme haben in der Naturwissenschaft eine große Bedeutung, aber sie haben dieselbe nur dann, wenn sie aus der Erfahrung abgeleitet sind. Die meisten Systeme sind aber weit mehr Ergebnisse der Spekulation, als der Erfahrung, weil sie in sich das Bedürfnis nach Vollständigkeit tragen und weil sie diesem Bedürfnisse nur durch die Spekulation abhelfen können. Denn alle erfahrungsmäßige Kenntnis ist unvollständig und lückenhaft. Darum herrscht in der heutigen Naturwissenschaft eine große Abneigung, in manchen Zweigen derselben sogar eine gewisse Furcht vor Systemen; man läßt sie wohl zu, um die bekannten Gegenstände zu ordnen, zu klassifizieren, aber nur mit äußerster Vorsicht, um sie zu erklären. Die Besorgnis, über die Grenzen des erfahrungsmäßigen Wissens, hinauszugehen, ist so allgemein, daß selbst die am meisten des Materialismus bezüchtigten Schriftsteller sich davor verwahren, ein System machen zu wollen.

Die mechanische Anschauung ist so wenig materialistisch, daß selbst die religiösen Vorstellungen nicht ohne sie fertig werden können. Schon die Mosaische Urkunde sagt ausdrücklich: „Und Gott der Herr machte den Menschen aus einem Erdenkloß und er blies ihm ein den lebendigen Odem in seine Nase" und er „baute ein Weib aus der Rippe, die er von dem Menschen nahm." Ja, diese Vorstellung von der irdischen, mechanischen Schöpfung des Menschen, der wieder zu dem Staube wird, von dem er genommen ward, beherrscht so sehr die uns überlieferten Religionslehren, daß der heutigen Naturforschung gewiß nicht der Vorwurf gemacht werden kann, sie sei in einem höheren Maße mechanisch. Vielmehr ist ihre Mechanik eine weniger grobe; sie bleibt nicht bloß bei dem groben, allgemeinsten Ausdruck stehen, sondern sie versucht, mit den vorgerückteren Erfahrungen unserer Zeit den Zusammenhang des feinsten Geschehens in der gesamten Schöpfung zu ergründen.

Mancher stellt sich so an, als werde damit alle ideale Auffassung, aller poetische Duft zerstört. Man bedauert den Forscher, der die Täuschungen der Kindheit von sich abstreift; man wendet sich scheu zurück vor einer Erfahrung, welche nicht mehr bei der groben Erscheinung Halt macht, sondern in das innere Wesen der Dinge eindringt. Man denkt sich, das Herz des Naturforschers verschließe sich vor den ergreifenden

Bildern des Himmels und der Erden; vergeblich kleide sich die Natur in ihre schönsten Farben, umsonst erscheine sie in ihren überraschendsten Gestalten, — vor dem kalten Auge des Naturforschers schmelze Farbe und Gestalt dahin und er sehe nur die Atome des Stoffes, die sich ohne Freiheit, ohne Sinn bewegten. Nur sich selbst und ihre Siege staune die Wissenschaft an; sich selbst vergötternd, habe sie keine Bewunderung, keine Anbetung mehr für fremde Größe. Welche Verwirrung! Man braucht nicht Naturforscher zu sein, um ein kaltes Herz, einen verschlossenen Sinn zu haben, um über der eigenen Vergötterung sich zu verhärten gegen jede Art der Hingebung an fremdes Verdienst, gegen jede Regung der Bewunderung. Schon aus den Philosophenschulen des Altertums ist uns die strenge Mahnung überkommen: Nil admiari! In der Natur und Stimmung des Einzelnen sowohl, als in der Bildung der Massen ist der Grund zu suchen, warum in derselben Zeit die Einzelnen und zu verschiedenen Zeiten die Massen in so verschiedenem Maße geneigt sind, die Welt der Erscheinungen bald mehr bildlich, bald mehr gegenständlich aufzufassen, ja warum zu verschiedenen Zeiten der Einzelne sogar mehr fühlend oder mehr denkend, mehr dichterisch oder mehr forschend sich verhält. In früheren Zeiten der Völkerentwickelung spricht aus dem Donner des Gewölkes die Stimme der Götter selbst und der Regenbogen ist die wirkliche Brücke zwischen Himmel und Erde; in unserer späten Zeit mag das Kind, das zartere Weib, der begeisterte Dichter mit hoffendem oder zagendem Blick dem Lauf des „Wolkenboten" folgen oder in dem gestaltlosen Nebel allerlei wunderbare oder bekannte Gestalten erblicken: Gespenster oder Tiere oder Menschengesichter oder ferne Gebirge. Soll der ruhige Mann diesen Träumern folgen? Muß man jedesmal das Übernatürliche zu Hilfe rufen oder jedem Spiel der ungezügelten Phantasie nachgeben, um der Natur ihre Reize abzugewinnen?

Wieder steht ein Komet am Himmel, prächtiger und strahlender, als seit Langem einer gesehen wurde. Sollen wir ihn wieder als eine Warnung oder als eine Drohung für das sündige Volk betrachten, der uns schwere Zeit, Krieg, Hungersnot und Pestilenz ankündigt? O sollen wir nur die freudige Anweisung auf ein gutes Weinjahr in ihm sehen? Der Himmel hat keine solche Boten mehr, die beliebig ausgesendet werden, um nur diesem oder jenem Zwecke zu dienen. Der Astronom rechnet auch dem Kometen seine Bahn nach und bestimmt seine Umlaufszeit; einstmals wird er wiederkehren und er muß dann wiederkehren. Und doch, wenn dann wieder die Augen der Menschen in seiner Betrachtung verweilen werden, wenn ein anderes Geschlecht mit viel breiteren Grundlagen des Wissens seiner Erscheinung vielleicht entgegenharren wird, sollte das Flammen seiner mächtigen Feuergarbe am nächtigen Horizont weniger Bewunderung erregen? Sollte nicht auch dann noch das Erscheinen dieses Wanderers aus der Fremde dem fühlenden Menschen jenes Gefühl bebenden Staunens erzeugen, welches jede Anschauung des Großen in uns hervorruft?

Nein, die Naturforschung verwischt nicht das Gefühl für das Schöne, sie schwächt nicht den Eindruck des Erhabenen, sie ertödtet nicht die Rührung, welche die Erkenntnis des Guten, des Zweckmäßigen in uns erregt. Die schneeigen Kämme des Gebirges, die blauen Linien der Hügel, das saftige Grün der Ebene, die plätschernde Welle des Baches, der Schmuck der Blume verfehlen auch auf unser Herz nicht ihren tiefen Reiz zu üben. Auch uns treibt die Sehnsucht hinaus, den reinen Genuß ruhigen Anschauens in der Natur zu gewinnen; auch unsere Phantasie ist geschäftig, Bilder zu malen von fremden Ereignissen, Vorgänge der Vergangenheit und Zukunft vor uns hinzuzaubern, in das Gegenwärtige neue Verbindungen und Gestaltungen hineinzudenken.

Aber unsere Phantasie bedarf keiner Illusionen. Wozu eine Dryas in jeden Baum hineinzudenken, wo wir aus der Erfahrung ein weit reicheres Leben wissen, als dies Schaffen einer untergeordneten Gottheit uns bieten würde? Wozu in das Geheimnis der Felsspalte Kobolde setzen, wo die Kräfte des Gesteins, der Gewässer und der Luft, das Gegeneinander- und Miteinanderwirken der Wärme, des pflanzlichen und tierischen Lebens uns ein so unermeßlich reiches Bild der Tätigkeiten eröffnen? Ist denn die Erkenntnis von dem Walten des Gesetzes jeder Rührung, jeder Gefühlserregung feindlich? O nein, im Gegenteil, sie steigert die Erregung, und es kommt nur auf unsere Stimmung an, ob diese Erregung mehr auf das Schöne oder auf das Erhabene oder auf das Rührende gerichtet wird. Der Naturforscher bedarf nicht des Unwetters, nicht des Kometen, nicht der ungewöhnlichen Naturerscheinung, um dieser Gefühle teilhaftig zu werden. Auch der trübe Himmel des Herbsttages, das tägliche Auf- und Niedergehen der Sonne, die allergewöhnlichsten und niedrigsten Vorgänge des eigenen Daseins bieten ihm unaufhörlichen Stoff nicht bloß für den Verstand, sondern auch für das Gemüt. Und wenn das Wunder den Charakter der Illusion verliert, wenn es nur als die Offenbarung des Gesetzes selbst erscheint, ist darum das Gesetz weniger wunderbar? Das Wunder weniger staunenswürdig? Kann man wirklich glauben, das menschliche Gemüt büße eine Quelle der Erregung ein, wenn die Täuschung zerstört wird, daß das Wunder ein einmaliger, nur für diesen Fall berechneter Akt sei? Ist es nicht weit ergreifender, in dem Wunder plötzlich das Gesetz in blendender Helle zu erblicken, das sonst der Schleier des Geheimnisses vor unserem Geist verhüllte?

Das Wunder ist das Gesetz und das Gesetz vollzieht sich in mechanischer Art auf dem Wege der Kausalität und der Notwendigkeit. Die Ursache hat die Wirkung in ihrem notwendigen Gefolge und die Wirkung wird wieder die Ursache einer neuen Wirkung. Eines bewirkt das Andere, sei es in gewöhnlicher, sei es in ungewöhnlicher Art, beidemal gleich wunderbar. Nur daß das Ungewöhnliche nicht bloß unser Gemüt, sondern auch unseren Verstand mehr anregt, daß es bleibendere Eindrücke hervorruft und uns weiter fördert, wenn wir es zu erfassen vermögen. Aber wir erfassen es nicht anders, als in seinem mechanischen Geschehen von Ursache zur Wirkung. Denn der menschliche Geist ist zu jeder anderen Art des Erfassens unfähig. Es ist eine reine Täuschung, zu glauben, daß wir die Wahl zwischen verschiedenen Wegen hätten. Weder die Philosophie, noch die Religion können abweichende Wege wandeln, ohne zu unklaren, willkürlichen und daher dem wahren Wesen des menschlichen Geistes widerstrebenden Erfolgen zu kommen, und bis jetzt ist noch jede Philosophie, jede Religion überwunden worden, welche sich nicht der fortschreitenden Erkenntnis angefügt und die Widersprüche zwischen der Überlieferung und der Erfahrung im Sinne der Erfahrung gelöst hätte. Die Reformation muß permanent sein, und gleichwie die ältesten Sätze der philosophischen und religiösen Systeme aus dem erfahrungsmäßigen Wissen ihrer Zeit Inhalt und Fassung gewonnen haben, so muß Inhalt und Fassung auch dem fortschreitenden Wissen nachgeben. Das Neue erscheint immer gefährlich, so lang es neu ist. Selbst die römische Kirche hat sich mit der Astronomie befreundet und selbst die muhammedanische befeindet nicht mehr die Anatomie.

Freilich gibt es einen Punkt, wo der Sieg der naturwissenschaftlichen Methode noch lange nicht gesichert ist. Gilt das Gesetz von der Kausalität auch für das geistige Leben? Ist hier wenigstens nicht Freiheit, wenn in der ganzen Natur sonst die Notwendigkeit herrscht? Es ist schwer, eine Frage zu behandeln, wo so viel böser Wille, so viel Illusion und so unnötige Beteiligung des Gemütes dem ruhigen Denker entgegentritt, wo es zugleich so schwer ist, die schlechte Phrase durch nüchterne Begriffe zu ersetzen. Was ist Freiheit? Ist es die Willkür? Bin ich völlig frei, wenn ich tue, was ich will? Und kann ich wirklich wollen, wie die Menschen es sich einbilden? Man versuche es doch nur, und man wird sich leicht überzeugen, daß man sich täuscht. Die Freiheit ist nicht die Willkür, beliebig zu handeln, sondern die Fähigkeit, vernünftig zu handeln. Die bloße Willkür ist unfrei, denn sie steht unter der Herrschaft der Affekte und Leidenschaften. Der wirklich freie Mensch aber, gewinnt die Herrschaft über sich selbst und seine Triebe; er lernt es, Widerstand zu leisten gegen die Leidenschaft durch die Gewalt sittlicher Gründe. Er unterlässt das, wozu ihn die Leidenschaft treibt; er tut das, wozu ihn das sittliche Gefühl oder die Überzeugung nötigen. In jedem Falle wird er getrieben; stets befindet er sich in der Notwendigkeit, von der Ursache zur Wirkung fortzuschreiten. Die Freiheit des Handelns bedeutet nichts anderes als die Freiheit des Denkens und diese wiederum bezeichnet nicht das willkürliche, sondern im Gegenteil das mit gesetzmäßiger Notwendigkeit geschehende Denken, dasjenige, wo alle Hemmnisse am vollständigsten beseitigt sind, wo das Gesetz am reinsten und schönsten zur Erscheinung kommt. Auch im Gebiete des Sittlichen ist das höchste Wunder nur die einfachste, die unmittelbarste Offenbarung des Gesetzes.

Überall, wohin wir blicken, Kausalität, Notwendigkeit, Gesetzmäßigkeit. Und man will den Naturforscher, der immer nur nach dem Gesetz forscht, der überall nur der Willkür, dem Zufall, dem Eigensinn entgegentritt, als den Feind des Idealismus hinstellen! Wo hätte es jemals eine Philosophie gegeben, die mehr idealistisch gewesen wäre, als die heutige Naturwissenschaft? Woher stammen denn alle die Vorwürfe, daß wir aller ideellen Richtung entbehrten? Täusche man sich darüber nicht: alle diese Vorwürfe kommen aus dem Lager der Spiritualisten, mögen sie nun den Spiritualismus offen oder verkappt vertreten.

Auch unter den Naturforschern gibt es Spiritualisten, und es liegt ja überaus nahe, daß sie gerade auf dem Gebiete des organischen Lebens ihre Sätze zu begründen suchen. Aber es ist gewiß sehr charakteristisch, daß in der Regel nur da der Spiritualismus sich des Naturforschers bemächtigt, wo er auf ein ihm fremdes Gebiet der Natur kommt. Der Chemiker ist nicht Spiritualist in chemischen Dingen, aber er kann es Wohl sein in physiologischen, wo er Dilettant ist. Denn man wird sich das ja nicht verhehlen können, daß es für jeden Naturforscher in denen er ganz, gewisse, in denen er halb Dilettant ist, und daß sein Dilettantismus sich höchstens dadurch von dem gewöhnlichen laienhaften unterscheidet, daß er wenigstens auf einem Gebiete der Natur Meister ist.

Bedarf der Biologe des Spiritualismus? Einer der größten Chemiker unserer Zeit hat diese Frage bejaht.[1] Er vergleicht den lebenden Körper mit einem Bau, der nach einem bestimmten, vorher festgestellten Plan ausgeführt wird. Den Plan entwirft der Baumeister in allen Einzelheiten, bevor der Bau beginnt; Steine, Holz und alles Material werden dann zusammengefügt, bis der Plan mit allen seinen Linien und Verhältnissen verkörpert vor uns steht. Ist es nicht auch im Körper so? Wird hier nicht auch nach einem bestimmten Plane gebaut, dem sich der Stoff fügt? Ist es der Stoff, welcher den Plan macht?

Die Fragen drängen sich hier schnell über die Grenzen der Erfahrung hinaus; sie werden transzendent. Der Biologe forscht zunächst nach dem Plan oder wie wir auch sagen können, nach dem Gesetz. Die nächste Frage ist dann, wenn das Gesetz gefunden ist, nicht die, wer das Gesetz gemacht hat, sondern wie das Gesetz, der Plan ausgeführt wird. Hat der Plan, das Gesetz in sich selbst die Mittel, sich zu verwirklichen? Hat es wirkende Kraft, so daß es von sich aus den trägen Stoff in Bewegung setzt und ihn in die organische Form zwingt? Ist das Gesetz selbst die Kraft und hat der Stoff keine andere Eigenschaft, als die Trägheit? Diese Frage wird jeder Chemiker verneinen. Ein

---

[1] Liebig, über unorganische Natur und organisches Leben. Augsb. Allg. Zeitung 1856 Nr. 24.

Stoff ohne Eigenschaften, ohne Kräfte ist nichts; ein Gesetz mit Kraft, ein Plan mit eigener Wirksamkeit dagegen ist eine Substanz. Man mag sich sträuben, wie man will, man mag die Substanz so fein, so immateriell denken, wie man es nur vermag, immer ist es eine Substanz, und wenn diese Substanz, wie es im Leben der Fall ist, die allermannichfaltigsten Leistungen, eine ganz verwickelte mechanische Arbeit hervorbringen soll, so ist sie eben ein Geist, ein organisch gegliedertes Wesen. Sie ist Spiritus rector.

Der Chemiker trägt kein Bedenken, den Spiritus rector anzuerkennen, so lange er seinem Gebiete fern bleibt. Innerhalb seines Gebietes begnügt er sich mit dem bloß idealen Gesetz und mit dem Stoff, der bestimmte Eigenschaften und Kräfte besitzt. Aber täuscht er sich nicht über die Schwierigkeiten? Auch das chemische Gesetz in seiner rein idealen Bedeutung hat in sich keine Mittel den Stoff zu bewältigen; es hat keine mechanische Kraft die wirkliche Arbeit zu verrichten. Vielmehr ist es der chemische Stoff, welcher arbeitet, welcher Hörig ist, nach seinen Besonderheiten, und das Gesetz ist nicht außer dem Stoff, wie ein fremder Dränger, sondern es ist ganz und gar in ihm.

Nun zeige man doch den Unterschied zwischen der chemischen und der organischen Arbeit! Der pflanzliche und tierische Körper baut sich aus chemischen Stoffen auf, die sich unter einander verbinden, wie sonst auch, und der Chemiker würde am meisten dagegen streiten, daß der Vorgang hier ein anderer wäre, als ein chemischer. Nirgends ist die Hand des Baumeisters oder der Bauleute bemerkbar; je genauer wir forschen, um so deutlicher sehen wir den Stoff selbst als das Werktätige, als das Arbeitende. Die chemischen Körper setzen sich selbst an den Ort, wo sie hingehören, oder sie werden durch andere Körper dahin getrieben, aber keine fremde Hand greift in diese feinste Mechanik, ohne sie zu stören. Jedes Fremde wird ein Hindernis. Je weniger gestört die Stoffe in ihrem leisen Verkehr unter sich sind, um so vollendeter wird endlich der Plan verkörpert, das Gesetz verwirklicht. Kann dieses also irgend wo anders sein, als in den Stoffen?

Es ist ganz gleichgültig, ob man, das organische oder das unorganische Schaffen betrachtet. Es ist kein Spiritus rector, kein Lebens-, Wasser- oder Feuergeist darin zu erkennen. Überall nur mechanisches Geschehen in ununterbrochener Notwendigkeit der Verursachung und Bewirkung. Der Plan ist in den Körpern, das Ideale im Realen, die Kraft im Stoff. Hier ist keine andere Trennung, als in der Vorstellung; in Wirklichkeit findet sich Beides zusammen, völlig, untrennbar. Der Gegensatz von Kraft und Stoff löst sich hier vollständig, Plan und Ausführung fallen zusammen, und wer die Frage nach dem Urheber des Planes aufwirft, der muß auch zugleich den Urheber des Stoffes zu erkennen trachten. Dann aber handelt es sich nicht mehr um den einzelnen Fall; nicht mehr um verschiedene 8piritus, Urheber und Baumeister, von denen der eine die Menschen, der andere die Tiere oder Pflanzen aufwachsen läßt oder von denen gar der eine diesen, der andere jenen Menschen aufbaut. Dann handelt es sich überhaupt nicht mehr um eine Frage der Naturforschung, welche nur die gegebene Welt in ihrem Geschehen zu erkennen trachtet, welche aber keine Mittel besitzt, das erste Werden der Welt zum Gegenstande einer Untersuchung zu machen. Ja, dann handelt es sich nicht mehr um eine Frage der Wissenschaft, denn niemand weiß etwas von dem, was vor dem Seienden war. Hier ist die Grenze des Transzendenten: wer sie überschreitet, der befindet sich außerhalb des Gebietes wissenschaftlichen Streites. Mag er mit sich in der heimlichen Kammer seines Gewissens zu Rache gehen, seine Entschlüsse sind kein Gegenstand der öffentlichen Verhandlung mehr; das Wesen des Glaubens ist so sehr ein innerliches und persönliches, daß kein Maßstab des allgemeinen Wissens, der Erfahrung, der objektiven Erkenntnis dafür anwendbar ist.

Die Naturwissenschaft hat keine Macht über das, was außerhalb der Erscheinungswelt ist. Sie weiß nichts von dem Anfange der Welt. Soweit ihre, Erfahrungen auch zurückreichen mögen (und sie reichen weit über den Anfang des Menschengeschlechtes hinaus), so haben sie doch immer nur die Welt als Gegebenes zum Gegenstande und ihre Aufgabe ist es, die Geschichte der Welt innerhalb dieses Gegebenen zu ergründen. Seit langer Zeit ist man völlig damit einverstanden, daß die Geschichte der Weltkörper nach mechanischen Gesetzen, wenn irgend möglich an der Hand mathematischer Formeln festgestellt werde. Für die organischen Körper, die lebende Welt, hat man sich lange bemüht, ähnliche Gesetze aufzufinden, aber meist vergebens. War es nun nicht gerechtfertigt, in ihnen besondere Kräfte anzuerkennen, deren Wirken von der mechanischen Weise der übrigen Natur sich unterschiede? Man kann Luft und Wasser, Feuer und Erde machen, sollte man nicht auch Pflanzen und Tiere oder gar den Menschen künstlich machen können, wenn sie auf mechanische Weise entstehen?

Vergeblich haben sich die Gelehrten des Mittelalters bemüht, den Homunculus zu fabrizieren. Vergeblich suchen die Neueren nach der Möglichkeit, Zellen zu machen. Die Lehre von der Urzeugung (Generatio aequivoca), nach welcher lebende Wesen aus unbelebtem Stoff, ohne Vater und Mutter, hervorgehen sollten, sieht sich immer mehr zurückgedrängt, und nur die allerniedrigsten und feinsten pflanzlichen und tierischen Organismen geben noch die Möglichkeit, den alten Streit in unserer Zeit zu erneuern. Für alle vollkommneren Gebilde ist die Urzeugung jetzt beseitigt; jede Pflanze hat ihren Keim, jedes Tier sein Ei oder seine Knospe, jede Zelle stammt von einer früheren Zelle. Gerade in diesen letzten Jahren ist es uns gelungen, auch in der Geschichte der Krankheit die letzten Stützen der Urzeugung zu brechen, indem wir jede Neubildung, jede Geschwulst, jedes krankhafte Gewächs auf ein dem gesunden Leibe angehöriges Muttergebilde zurückzuführen gelernt haben.

Das Lebendige bildet also eine lange Reihe ununterbrochener Generationen, wo das Kind wieder Mutter, die Wirkung wieder Ursache wird. Eine zusammenhängende Kette lebender Glieder, innerhalb deren eine äußerst zusammengesetzte, aber darum nicht weniger mechanische Bewegung in immer neuer Verjüngung und Kräftigung fortläuft! Hier ist überall nur Fortpflanzung, aber kein neuer Anfang, und die mechanische Bewegung des Lebens unterscheidet sich dadurch völlig von der chemischen Bewegung der übrigen Natur, daß jedesmal die schon gegebene, aber nicht künstlich herzustellende Organisation den Grund der daraus hervorgehenden, neuen enthält. Soweit diese Bewegung vor unseren Augen fortläuft, so erweist sie sich als eine spezifisch verschiedene, in eine große Zahl beständiger Reihen zerspaltene, zwischen denen keine unmittelbare Verbindung stattfindet. Die Pflanze erzeugt wieder Pflanzen, das Tier wieder Tiere. Aber auch, die bestimmte Art der Pflanze erzeugt nur Pflanzen ihrer Art und keine andere Art; das Tier pflanzt sich nur innerhalb seiner Spezies fort. Stirbt die Spezies aus, so ist sie auf immer erloschen. Ja selbst das krankhafte Erzeugnis ist an die einmal gegebene Grenze der Art geknüpft; auch unter den am meisten abweichenden pathologischen Verhältnissen erzeugt der menschliche Leib, wie ich darzutun gesucht habe, keine organische Form, kein zelliges Gebilde, das nicht in dem gesunden Hergange des Lebens seines Gleichen hätte. Alle physiologische und pathologische Bildung ist nur die Wiederholung, die bald mehr einfache, bald mehr zusammengesetzte Reproduktion bekannter, einmal gegebener Vorbilder (Typen). Der Plan der Organisation ist innerhalb der Spezies unveränderlich; Art läßt nicht von Art.

Darum bedarf es auch keines neuen Planes für jedes einzelne lebende Wesen, das geboren oder erzeugt werden soll.

Der Plan ist schon da in dem Muttergebilde; er ist an den organischen Stoff gebunden und daß er verwirklicht wird, daß er endlich leibhaftig und, körperlich uns vor Augen tritt, das ist die Tätigkeit des Stoffes, dessen Erregung auf ganz mechanische Weise zu Stande kommt. Über diese Erfahrung, hilft kein Spiritualismus hinaus.

Aber diese Arten der lebenden Wesen, diese Vorbilder der nachwachsenden Geschlechter waren nicht immer vorhanden. Die Geschichte unserer Erde lehrt uns, daß Art nach Art ins Leben getreten ist, und hier zeigt sich wieder der große Unterschied zwischen der organischen und unorganischen Natur. Nirgends finden wir einen Anfang der Welt, noch kommen wir über die Welt hinaus. Aber es muß einen Anfang des Lebens gegeben haben, denn die Geologie führt uns in Epochen der Erdbildung, wo das Leben unmöglich war, wo sich keine Spur, kein Rest von ihm vorfindet. Hat es aber einen Anfang des Lebens gegeben, so muß es auch der Wissenschaft möglich sein, die Bedingungen dieses Anfanges zu ergründen. Vorläufig ist dies ein ungelöstes Problem. Ja, unsere Erfahrungen berechtigen uns nicht einmal, die Unveränderlichkeit der Arten, welche gegenwärtig so sicher zu sein scheint, als eine für alle Zeiten feststehende Regel zu betrachten. Denn die Geologie lehrt uns eine gewisse Stufenfolge kennen, in der die Arten auf einander folgten, höhere auf niedere und so sehr die Erfahrung unserer Zeit dagegen streitet, so muß ich doch bekennen, daß es mir wie ein Bedürfnis der Wissenschaft erscheint, vielmehr auf die Übergangsfähigkeit von Art in Art zurückzukommen. Dann erst gewinnt die mechanische Theorie des Lebens in dieser Richtung eine wirkliche Sicherheit.[2]

---

[2] Das in so kurzer Zeit so berühmt gewordene Buch von Charles Darwin (On the origin of species by means of natural selection. London 1859) war noch nicht erschienen, als das Vorstehende geschrieben wurde.

Vorläufig ist hier eine große Lücke in unserem Wissen. Dürfen wir sie durch Vermutungen ausfüllen? Gewiß, denn nur durch Vermutungen werden die Wege der Forschung in unbekannte Gebiete vorgezeichnet. Freilich gibt es eine andere Weise, die Lücken zu füllen. Man kann aus der religiösen Überlieferung die Schöpfungsgeschichte herübernehmen und damit einfach die Forschung ausschließen wollen. Aber ich sage es offen, man hat kein Recht dazu, selbst bei der Annahme der persönlichen Schöpfung die Forschung nach dem mechanischen Hergange für unzulässig zu halten. Das wäre wider die menschliche Natur, es wäre ein Angriff auf den Geist. Wenn selbst die positive Religion den Hergang der Schöpfung auf eine rein mechanische Weise schildert, wie will man es der Wissenschaft versagen, diese Mechanik zu begreifen? Können wir einmal nicht anders, als mechanisch über die Hergänge in der Natur denken, so darf man es uns auch nicht verargen, diese Art des Denkens auf alle Hergänge in der Natur anzuwenden. Das ist die Freiheit der Wissenschaft, ohne welche ihr an jedem Punkt des Forschens Fesseln angelegt werden könnten.

Aber selbst in unserer Zeit finden sich immer noch der Unglückspropheten genug, welche aus einer solchen Entfesselung der Wissenschaft die größten Gefahren für Staat und Kirche hervorgehen sehen. Ist es noch nötig, sie zu widerlegen? Wenn die Wissenschaft unwahr wird, trägt sie nicht in sich die Waffen, die Unwahrheit zu bekämpfen? Wenn der Staat, wie er ist, die Kirche, wie sie, sich im Laufe der Jahrhunderte gestaltet hat, nicht im Stande wären, die Wahrheit zu ertragen, würde das nicht ein sicheres Zeugnis sein, daß sie selbst unwahr geworden sind? Ist es nicht die Wissenschaft, welche immer näher an die Erkenntnis der Wahrheit drängt, welche immer lauter die Herrschaft des Gesetzes predigt? Gewiß, die Wissenschaft ist nur gefährlich für das Unwahre, das Willkürliche, die menschliche Satzung. Je freier sie sich an die Natur hingibt, um so größeren Segen kann sie der Menschheit spenden, und keine Zeit dürfte wohl mehr zum Dank gegen sie verpflichtet sein, als gerade die unsrige. Es ist nicht bloß der materielle Fortschritt der Völker, den sie fördert. Immer mehr schwindet der Aberglauben, der Hang zur Mystik, das Vorurteil der Überlieferung. Immer sicherer tritt an die Stelle einer bloß negierenden Aufklärung die positive Überzeugung von dem inneren Zusammenhange der ganzen Erscheinungswelt, von dem stetigen Fortschritt der Entwickelung, von der Auflösung der Gegensätze in einer höheren Einheit.

II.

Atome und Individuen.

Vortrag, gehalten im wissenschaftlichen Vereine der Sing-
akademie zu Berlin am 12. Februar 1859.

Gestatten Sie mir, hochverehrte Anwesende, daß ich der Behandlung des Gegenstandes, für den ich Ihre nachsichtige Aufmerksamkeit in Anspruch zu nehmen wünsche, ein Paar nicht notwendig dazu gehörige und doch vielleicht nicht ganz unwesentliche Bemerkungen vorausschicke.

Die Sprachen haben ihre Sonderbarkeiten, wie der menschliche Geist, dessen höchster und vollständigster Ausdruck sie sind. Mit der Ausbildung des Geistes entwickeln sie sich; je heller das Bewußtsein sich entfaltet, um so schärfer werden die Ausdrücke, um so klarer der Sinn der Rede. Die Sprache wächst mit dem Volke; sie erreicht ihre höchste Vollendung zu derselben Zeit, wo des Volkes Leben seinen reichsten Inhalt, seine gewaltigste Macht erlangt. Aber es ist ein anderes Ding um die Bildung und Entstehung, ein anderes um die Entwickelung und das Wachstum der Sprache. Freilich gleicht auch hier wieder die Sprache dem Geiste. Der Einzelne kann die Anlagen seines Geistes auch in später Zeit noch auf das Wunderbarste entwickeln, aber er kann sich keine neuen Anlagen bilden. So auch liegen die Anlagen der Sprache weit zurück in der Geschichte des Volkes; der höchste Scharfsinn des Gelehrten ist kaum im Stande, bis zu den ersten Anfängen der Sprachstämme zurück zu gehen, und nur mit harter Mühe gelingt es, die Wurzeln aufzufinden, aus denen, in jeder Völkerfamilie anders, das reiche Gezweige des Sprachenbaumes erwachsen ist. Jedes Volk, wie es sich von seinen Brüdern trennt, nimmt aus dem gemeinschaftlichen Schatze seine Erbschaft von Wurzelwörtern, von Radikalen mit. Das sind seine Anlagen, und alle weitere Entwicklung der Sprache ist nichts, als eine immer fortgesetzte Ableitung und Zusammenfügung, Biegung und Umsetzung, Anbequemung und Verschönerung des ein für allemal Gegebenen. Das Volk wechselt in seinen Gliedern; ein Geschlecht löst das andere ab; die späten Nachkommen vergessen, wessen Erbe sie angetreten haben, aber in der Sprache eng oder weit gezogener Schranke pflanzt sich der Geist des Volkes unwandelbar fort, so lange das Volk sich selbst treu bleibt. Die Sprache ist das heiligste Kleinod des Volkes, und Schmach denen, die es ihm verkümmern wollen!

So denken heutigen Tages Viele in Deutschland und voller Hoffnung können wir sagen, täglich mehr. Betrachten Sie es daher nicht als einen Abfall von dem deutschen Geiste, wenn ich Ihnen, hochverehrte Anwesende, heute eine Vorlesung bringe, deren Ankündigung zwei Fremdwörter und nichts weiter enthält. Erlauben Sie mir vielmehr noch ein Paar Worte, um an einer so einflußreichen Stelle die Berechtigung der Wissenschaft, welche so oft wegen ihrer Neigung zu Fremdwörtern gescholten wird, im Allgemeinen darzulegen.

Ich rechtfertige sie nicht damit, daß die Wissenschaft ein Eigentum der ganzen Menschheit und nicht das eines einzelnen Volkes ist. Man konnte diesen Einwand erheben, so lange die Wissenschaft sich allgemein derselben Sprache bediente. Aber das Lateinische stirbt in der Wissenschaft aus, wie das Volk, das es sprach, dahineschieden ist; das gelehrte Formelwesen, welches hie und da die alte Sprache noch aufrecht erhält, bricht mit jedem Ansatze des frischen Volkslebens mehr und mehr zusammen. Überall kehrt auch die Wissenschaft in das heimische Gewand zurück; der fremde Überwurf hemmt den freien Schritt; nur durch die Muttersprache ist der Gelehrte im Stande, dem raschen Flusse des Gedankens Raum zu geben. Erst so strömt sein Wissen voll und befruchtend die Kanäle des Volksbewußtseins über, es nimmt einen nationalen Ausdruck an, und der Gelehrte, der einstmals nur am Hofe des Fürsten das Ziel seines Ehrgeizes finden konnte, steht nun inmitten eines gebildeten Volkes, das ihm nicht bloß Ehre, sondern auch Hilfe spendet.

Aber weder Fürst, noch Volk können mehr spenden, als sie haben. Und sie haben keine neuen Wurzeln, keine Radikale, wie sie der Forscher für neue Entdeckungen, für neue Abgrenzungen im Gebiete des Geistigen oder Körperlichen braucht; sie können ihm keine Namen sagen für Dinge, die vor ihm Keiner gesehen, Keiner gedacht hat. Nur die provinziellen Dialekte bewahren oft mit seltener Treue die schärfsten und am besten bezeichnenden Ausdrücke für gewisse Besonderheiten des Lebens, aber diese Besonderheiten wollen eben gelebt oder gedacht sein. Auch darf Eins nicht vergessen werden. Die Sprache ist nicht bloß eine Tat des Geistes, sondern auch eine Fessel desselben. Wie sie Anfangs die Befreiung des Geistes fördert, so bildet sie nachher ein enges Geflecht, in dessen Fäden sich der Gedanke verstrickt. Nur der Mathematik ist es gelungen, sich daraus frei zu machen; alle andere Wissenschaft ist darin gefangen. Was bleibt dem Forscher übrig? Wenn es mit allem Biegen und Zusammensetzen nicht mehr gehen will, wenn sich der neue Begriff in dem einmal gegebenen Sprachbau nicht unterbringen lassen will, so bleibt kein anderer Ausweg, als von einer anderen Sprache zu entlehnen. Daß die Wissenschaft dann zunächst auf diejenigen zurückgreift, in denen ihre frühesten klassischen Denkmäler errichtet sind, welche zugleich den größten und am allgemeinsten erreichbaren Wurzelschatz besitzen und welche selbst nicht mehr gesprochen werden, das bedarf wohl keiner Erklärung. Hier kann sie am freiesten wählen, denn es hängt von ihr ab, dem gewählten Worte bestimmte Nebenbegriffe anzuhängen, es gewissermaßen mit einem beliebigen Inhalte auszustatten. Hier hat sie zugleich den unschätzbaren Vorteil, Worte zu wählen, welche der gebildeten Sprache aller Völker in gleichem Maße zu Gute kommen.

So ist mancher griechische und lateinische Ausdruck durch die Wissenschaft in die Sprache der modernen Völker übergeführt und hat darin Heimatsrecht gewonnen. So sprechen wir täglich von Atomen und Individuen, denn unsere Sprache hat keinen Ausdruck, welcher in gleicher Kürze dasselbe zu sagen gestattete.

Aber gerade hier stoßen wir auf eine jener Sonderbarkeiten, deren ich im Eingange gedachte. Beide Worte (Atom und Individuum) bedeuten an sich genau dasselbe und doch haben sie einen ganz verschiedenen Inhalt. Das griechische Wort Atom heißt wörtlich übersetzt ein Ding, welches nicht mehr zerschnitten werden kann, welches weder die Hand, noch der Geist „anatomisch" weiter zu zerlegen vermag. Das lateinische Individuum bezeichnet wörtlich genommen das, was nicht mehr geteilt werden kann. Ja, man kann das lateinische Individuum griechisch nur durch das Wort Atom wiedergeben, und in der Tat gebraucht Aristoteles das Letztere in dem Sinne von Individuum. Beides bedeutet das Unteilbare, das Eine, die Einheit. Aber wie viele Nebenbegriffe haften an dieser Einheit!

Seit alten Zeiten der griechischen Philosophie bedeutet Atom im engeren Sinne die kleinste und letzte Einheit der Materie, welche man gewinnen würde, wenn man fort und fort die gegebenen Teile der Körper in immer neue und kleinere Teile zerlegte, welche man aber nie wirklich gewinnen kann, weil diese letzten Einheiten über alles sinnliche Erkennungsvermögen hinausliegen. Atome sind aber nicht die letzten Teile der Körper überhaupt, sondern vielmehr die letzten Teile der Elemente, aus denen sich die Körper zusammensetzen. Nachdem die moderne Wissenschaft an die Stelle der alten vier Elemente die große, vielleicht zu große Zahl der chemischen und physikalischen Elemente gesetzt hat, ist daher auch der Begriff der Atome ein anderer geworden. Es gibt jetzt keine Atome des Feuers oder des Wassers, sondern es gibt nur Atome des Äthers, des Wasserstoffes, des Sauerstoffes und sofort, denn nur das sind die Stoffe, deren elementaren Charakter wir anerkennen können. Die Einheit an und für sich ist die Monas, aber wie viel muß hinzugetan werden, um die besonderen Monaden zu bezeichnen, welche man Atome heißt. Die neuere Wissenschaft hat in ihrer Sprachnot auch der Monaden nicht vergessen, aber sie hat es mit ihnen gemacht, wie mit den Atomen; sie hat sie mit ganz neuen Eigenschaften und Besonderheiten ausgestattet, und die philosophischen Monaden von Leibnitz sind himmelweit verschieden von den leibhaftigen Monaden Ehrenbergs. Während die Monaden der Philosophen die äußerste Linke, oder wie man vielleicht jetzt sagen muß, die äußerste Rechte neben den idealen Atomen der Physiker und Chemiker einnehmen, reihen sich die Monaden der Naturforscher mit altbegründeten Gerechtsamen den Individuen an.

Was sind denn nun Individuen? Handelte es sich nur darum, zu sagen, was sich ein Individuum nennt, so wäre es bald getan. Aber es ist gar Vielerlei, was ein Individuum genannt wird, im guten und im bösen Sinne. Alle Welt spricht von Individuen, von individuell, von Individualität. Der eine meint einen Menschen, der andere eine Pflanze; dieser denkt an den Geist und jener an das leibhaftige Wesen; manche stellen es sich groß und andere ganz klein vor, ja man hat ernsthaft die Frage erörtert, ob nicht auch Atome Individuen seien. Diese Verwirrung besteht nicht bloß zwischen Laien und Gelehrten, zwischen Theologen und Philosophen, zwischen Künstlern und Kritikern, sondern auch im Schoße der Naturforscher selbst, und sie erklärt sich sehr einfach daraus, daß das Wort eben auch nicht bloß seinem Wortsinne nach, sondern mit allerlei Nebenbegriffen versehen im Gebrauche ist. Und obwohl wir hier nur vom Standpunkte der Naturforschung aus unsere Betrachtung verfolgen wollen, so müssen wir doch bei der auch in ihr bestehenden Meinungsverschiedenheit wohl überlegen, ehe wir einen bestimmten Gehalt festzustellen suchen. Daß wir dabei, dem allgemeinen Sprachgebrauche folgend, uns an wirkliche Dinge halten, wird dem Naturforscher nicht verübelt werden.

Unzweifelhaft sind die Individuen keine letzten, nicht weiter zerlegbaren Teile, jenseits des Vermögens sinnlicher Erkenntnis. Im Gegenteil denken wir dabei an sicht- und fassbare

Körper oder Wesen von oft so großen Raumverhältnissen, von oft so zusammengesetztem Bau, daß wir wieder in ihnen Systeme und Organe und Elemente unterscheiden, von denen selbst die letzteren noch wieder zerlegt werden können und deren kleinste, noch wahrnehmbaren Teile ihrerseits aus zahlreichen Atomen aufgebaut gedacht werden. Kurz, Individuen sind keine Teileinheiten, sondern Einheiten mit Teilen. Woher stammt denn aber ihr Vorrecht, die Unteilbarkeit in Anspruch nehmen zu dürfen? Welches ist der Grund, daß man ihnen die Individualität zuspricht?

Es erscheint gewiß ebenso sonderbar, als es eine große Feinheit der Sprache anzeigt, daß der Begriff des Individuums darin gesucht wird, daß es seiner Natur nach nicht zerlegt werden darf. Das Atom ist die unteilbare Einheit, die man selbst in Gedanken nicht weiter zu teilen vermag; das Individuum diejenige, die man nicht weiter teilen darf. Wird sie geteilt, so wird sie eben auch vernichtet. Sie ist dann nicht mehr Einheit im Sinne der Individualität, wenngleich sie noch unzählige Einheiten im Sinne der Atomistik enthält. Die Teile, ja die Atome des Individuums gehören also zusammen; nur in ihrer Zusammengehörigkeit, in ihrem Verbände, in ihrer Gemeinschaft gewähren sie den Totaleindruck der Individualität; nur so erfüllen sie den Zweck, den wir der Gesamterscheinung beizulegen gewohnt sind.

Das Individuum ist demnach eine einheitliche Gemeinschaft, in der alle Teile zu einem gleichartigen Zwecke zusammenwirken oder, wie man es auch ausdrücken mag, nach einem bestimmten Plane tätig sind. Wie wir schon erwähnt haben, können die Teile selbst sehr verschiedener Art und Bedeutung sein, und so zweideutig ist der Begriff des Individuums, daß wir sogar Teile des Individuums hinwegnehmen können, ohne daß es deshalb für unsere Vorstellung aufhört, fortzubestehen. Es dürfen nur gewisse, wichtige und entscheidende Teile nicht fehlen. Ein Mensch ohne Arme und Beine bleibt für uns ein Individuum, aber wenn er den Kopf, die Brust oder den Bauch verliert, so sagen wir: er war.

Das Atom ist unveränderlich und bleibend; das Individuum ist veränderlich und vergänglich. Das Atom kann mit anderen Atomen in die allermannichfaltigste Verbindung und Gruppierung treten, aber zu jeder Zeit kann es mit allen seinen Eigenschaften wieder aus derselben ausscheiden. Das Individuum ist für seine eigene Erhaltung auf die Trennung angewiesen; wenn es sich ganz in eine Verbindung mit Anderen hingeben wollte, so würde es seine Individualität aufgeben müssen. Auch seine innigsten Beziehungen behalten daher eine erkennbare Spur der Äußerlichkeit; es vermag wohl in sich aufzunehmen, aber nicht, sich aufnehmen zu lassen. In ihm ist etwas, das es von Andersartigem sowohl, als von seines Gleichen scheidet, das höchstens einen äußerlichen, wenngleich noch so nahen Anschluß gestattet. Jedes Individuum, ob es auch einer größeren Gruppe oder Reihe angehört, hat seine Besonderheit.

Worin liegt nun diese Besonderheit? Welches ist dieses „Geheimnis der Individualität"? Bevor wir an diese schwierige Frage gehen und um sie zugänglicher zu machen, lassen Sie uns einen Augenblick darüber nachdenken, wie weit es erlaubt ist, im Kreise der Natur den Begriff der Individuen auszudehnen. Sollen wir die ganze Natur mit Individualität erfüllen? Haben die Sonne und die Planeten, hat Luft und Meer, haben Steine und Kristalle Anspruch auf Individualität? Mancher Philosoph der neuesten Zeit, mancher lebende Naturforscher antwortet darauf mit: Ja. Das Altertum war einstimmig derselben Ansicht, aber es erfüllte auch die ganze Natur mit seinen Göttern.

Wo jetzt nur, wie uns're Weisen sagen, Seelenlos ein Feuerball sich dreht,
Lenkte damals seinen gold'nen Wagen Heli-

os in stiller Majestät.
Diese Höhen füllten Dreaden,
Eine Dryas lebt' in jenem Baum,
Aus den Urnen lieblicher Najaden Sprang der
Ströme Silberschaum.

Aber

Ach, von jenem lebenwarmen Bilde Blieb
der Schatten nur zurück, —
Gleich dem todten Schlag der Pendeluhr, Dient
sie knechtisch dem Gesetz der Schwere,
Die entgötterte Natur.

Hat es denn jetzt noch irgend einen Reiz, irgend einen Wert,
darüber zu streiten, ob die Sonne oder die Luft individuellen
Wesens sind? Sie sind da und wir freuen uns ihrer, aber
könnten sie nicht auch ein wenig anders sein, ohne daß ihr
Sonderdasein dadurch erheblich geändert würde? Würde die
Sonne nicht Sonne bleiben, auch wenn sie viel mehr Flecken
oder viel mehr Umfang hätte, als sie hat? würde die Luft
aufhören, Luft zu sein, auch wenn sie voll von Kohlensäure
und Stickstoff wäre? Gewiß würde uns das sehr fühlbar werden, vielleicht würde das Menschengeschlecht es nicht aushalten, aber es hätte keinen Grund, das Individuum Sonne
oder das Individuum Luft anzuklagen, es habe sein Wesen
aufgegeben. Hat denn nicht eine Seifenblase[3] so viel Recht
auf Individualität, wie ein Weltkörper? Dient sie nicht ebenso
knechtisch dem Gesetz der Schwere? Hängt nicht ihr ganzes

---

[3] „Weißt du auch, was Du einmal gesagt hast, wie wir unsern
Schaum verblasen hatten und es war Abend und Nacht worden,
und die Sterne zogen am Himmel auf? Das sind auch Seifenblasen, hast Du gesagt, der liebe Gott sitzt auf einem hohen Berge,
der bläst sie und kann's besser als wir." Scheffel, Ekkehard.
Frankf. a. M. 1855 S. 91

Sein ebenso sehr an der allgemeinen Notwendigkeit der Anziehung?

Das Individuelle ist der Gegensatz des Allgemeinen; es entringt sich der Notwendigkeit des allgemeinen Gesetzes, um in sich selbst sein Gesetz zu finden; es strebt nach Freiheit, nach Selbstbestimmung. Wo anders gibt es Freiheit in der Natur, als in dem Organischen? Vergeblich bemüht man sich, wenigstens dem Kristall die Individualität zu retten. Freilich sind es nicht äußerliche Kräfte, welche seine Teile bestimmen, sich zu der schönen Form zusammenzuordnen; äußere Einflüsse können die innere Kraft, welche den Teilen selbst anhaftet, bestimmen; sie können deren Tätigkeit hemmen, begünstigen oder ändern. So kann jeder Kristall etwas Besonderes und Eigentümliches an sich haben, aber dieses Besondere ist nicht sein Wesen, es offenbart nicht seine innere Natur, es ist uns nur ein Zeichen der äußeren Gewalt, unter deren Druck diese innere Natur zur Erscheinung kam, ja es kann sogar unsere Aufmerksamkeit von der Betrachtung des eigentlichen Wesens des Kristalls ablenken. Aber auch da, wo Zeichen des äußeren Druckes am wenigsten vorhanden sind, wo die innere Kraft die vollständigste Form erzeugte, ist diese Form da ein notwendiger Bestandteil des Wesens? Bleibt nicht der Diamant, ob wir ihm auch tausend künstliche Brillantflächen anschleifen, unter denen seine Kristallgestalt mehr und mehr verschwindet? Ist nicht jedes seiner Stücke ein Diamant, so viele ihrer auch aus dem einfachen Kristall herausgeschlagen werden? Ist nicht der Diamant, wie uns die Chemie lehrt eben nur eine besonders reine Form, unter der in der Geologie der Kohlenstoff auftritt?

Das Individuum ist lebendig. Auch der herrlichste Kristall ist nur ein Exemplar, wenngleich ein Prachtexemplar. Ohne Zweifel gibt es auch Prachtexemplare unter den Pflanzen, den Tieren, ja den Menschen, aber sie sind das nur nebenbei, für Andere. Zunächst und vor Allem sind sie vielmehr für sich, und Alles, was sie werden, das werden sie aus sich, wenngleich nicht immer durch sich. Die Besonderheit des Innerlichen macht ihr Wesen aus, und die äußere Gestalt, welche unmittelbar daraus folgt, offenbart uns getreulich, wenn wir sie zu begreifen und zu deuten vermögen, dieses innere Wesen. Die ganze Erscheinung des Individuums auf der Höhe seiner Entfaltung trägt das Gepräge des Einheitlichen an sich. So viel und mannichfaltig die Teile sein mögen, sie befinden sich alle in einer wirklichen Gemeinschaft, in der jeder auf die anderen sich bezieht, einer des anderen bedarf, keiner ohne das Ganze seine volle Bedeutung gewinnt. Das Lebendige wirkt, wie Aristoteles sagte, nach einem Zweck, und dieser Zweck ist, wie Kant genauer ausführte, ein innerer; das Lebendige ist sich selbst Zweck. Der Kristall kann in's Ungemessene wachsen, wenn er die Bedingungen und die Stoffe für sein Wachstum findet. Aber „es ist dafür gesorgt, daß die Bäume nicht in den Himmel wachsen." Der innere Zweck ist auch zugleich ein äußeres Maß, über welches die Entwickelung des Lebendigen nicht hinausreicht. Raum und Zeit haben nur für das Lebendige Wert und Sinn, denn nur das Lebendige trägt in sich die Aufgabe der Selbsterhaltung und Selbstentwickelung, nur das Lebendige verliert sich selbst, wenn es die innere Bestimmung verfehlt, in einer gewissen Zeit eine gewisse Entwickelung zu erreichen. So trägt das Individuum in sich seinen Zweck und sein Maß; so erweist es sich, im Gegensatze zu der bloß gedachten Einheit des Atoms, als eine wirkliche Einheit.

Aber der Naturforscher hat es nicht so leicht, diese Einheit zu begreifen. Vergessen wir es nicht, daß die individuelle Einheit in der Gemeinschaft der Teile ruht und daß sie sich wohl empfinden, aber nicht wirklich vorstellen läßt ohne eine Einsicht in die Art, wie die Gemeinschaft der Teile zu Stande kommt. Die Wissenschaft vereint wohl, aber erst, nachdem sie getrennt hat; die erste Aufgabe des Forschers ist die Zerlegung, die Analyse, die Anatomie; nachher erst kommt die Zusammenfügung, die Synthese, die Physiologie. Wie lang ist dieser Weg und wie viel Täuschungen bringt er uns! Wir suchen die Einheit und wir finden die Vielheit; unter unseren Händen zerfällt und zerbröckelt das organische Gebäude und am Ende halten wir die Atome. Ist das wirklich der rechte Weg, der uns zur Erkenntnis des Individuums bringt? Dürfen wir da die Wissenschaft vom Leben suchen, wo wir nur den Tod finden? Ist nicht wirklich diese ganze zersetzende Naturwissenschaft ein Irrweg, und ist es nicht in Wahrheit die höchste Zeit, daß man umkehre zu anderen Pfaden?

Wenn es nur andere gäbe! Aber wir haben keine Wahl! Es gibt nur einen Weg des Forschens, und das ist der der Beobachtung, der Zerlegung, der Analyse, mag sie nun an Begriffen oder an Körpern geschehen müssen. Freilich kann der Naturforscher den pflanzlichen oder tierischen Körper, den er einmal zerlegt hat, so wenig wieder zusammensetzen, als der Knabe die Uhr, an der sein junger Forschergeist sich versuchte. Aber die Natur ist fruchtbar. Also vorwärts, denn erst aus den Teilen läßt sich die Gemeinschaft erkennen!

Auch die Gemeinschaft des Individuums setzt sich aus einer gewissen, bald kleineren, bald größeren Zahl notwendiger Bestandteile zusammen. Darum nennen wir sie einen Organismus. Von diesen notwendigen und zugleich werktätigen Teilen, den Organen, weiß man seit alter Zeit, daß sie gewöhnlich wieder aus kleineren, gleichartigen, wenn auch nicht gleichwertigen Teilen zusammengesetzt sind. Man hat sie die Similarteile genannt, und man kann wohl sagen, daß die Geschichte des Fortschrittes in der Kenntnis der Similarteile auch zugleich die Geschichte der erfahrungsgemäßen Lehre vom Leben, der Physiologie oder im weiteren Sinne der Biologie ist. Es ist eine lange Geschichte der mühseligsten Forschung, an der ein Geschlecht nach dem andern mit unermüdeter Sorge gearbeitet hat. Zuerst mit den gröbsten Mitteln, dann mit immer feineren hat man die Similarteile sowohl ihrer Gestalt und ihrem Bau, als ihrer Tätigkeit und ihren Wirkungen nach zu erkennen versucht, bis wir endlich dahin gelangt sind, mit den feinsten Hilfsmitteln der Physik und Chemie das Leben in seinem zartesten Geschehen zu beobachten. Die Similarteile der heutigen Biologie sind dem unbewaffneten Auge, fast unerreichbar; was der Astronom durch das Teleskop im Weltenraum erreicht, das und noch mehr als das gewinnt der Biologe mit Hilfe des Mikroskopes in dem engen Raum des Organismus. Seine Sterne sind die Zellen, und hoffentlich wird die Zeit kommen, wo es als ein ebenso wichtiges, vielleicht als ein wichtigeres Ereignis erscheint, daß eine neue Art von Zellen entdeckt ist, als daß zu der großen Zahl der kleinen Planeten noch ein neuer hinzugefügt wurde.

Es ist schon ein Paar Hundert Jahre her, daß man Zellen kennt. Aber ihre genauere Kenntnis ist kaum ein Paar Dezennien alt; sie sind kaum in der Wissenschaft allgemein eingebürgert und es wäre vermessen zu fordern, daß die neue Anschauung schon jetzt in den Vorstellungskreis der Gebildeten aufgenommen sein sollte.

Aber gerade bei uns sollte dies mehr der Fall sein, als anderswo, denn es ist fast ganz ein Verdienst deutscher Wissenschaft, daß die Lehre von der Zelle die Grundlage der Biologie geworden ist. Schleiden hat es zuerst unternommen, das Leben der Pflanze auf die Zelle zurückzuführen. Schwann, damals unserer Universität angehörig, hat die zellige Zusammensetzung und Entstehung der meisten tierischen Gewebe dargetan. Zahlreiche Forscher sind ihnen gefolgt und ich selbst habe mich bemüht, die Geschichte der Krankheit aus den veränderten Zustanden der Zellen zu enträtseln, und die zellulare Einheit des Lebens im gesunden und kranken Zustande sowohl des tierischen, als des pflanzlichen Lebens zu erweisen[4]. Über-

---

4   Vgl. die Abhandlungen über die Ernährungseinheiten und

all, wo das Leben, gesundes oder krankes, tätig ist, stoßen wir auf diese kleinen Gebilde, die in ihrer einfachsten Form hohle Bläschen darstellen, an denen innen ein in sich, wieder sehr mannichfaltiger Kern, außen eine feine Haut und zwischen beiden ein sehr verschiedenartiger Inhalt zu unterscheiden sind.

Alles Leben ist an die Zelle gebunden und die Zelle ist nicht bloß das Gefäß des Lebens, sie ist selbst der lebende Teil. In der Tat ist jedes organische Individuum voller Leben. Das Leben sitzt nicht an diesem oder jenem Orte; es residiert nicht in einem oder dem anderen Teile. Nein, es ist in allen Teilen, soweit sie zelligen Ursprungs sind. Nicht bloß der Nerv lebt, nicht bloß das Blut, auch in dem Fleisch, im Knochen, im Haar ist frische Lebenstätigkeit, gleichwie die Wurzel und das Blatt, die Blume und der Samen der Pflanze das Leben in sich tragen. Wie unendlich reich ist dieses Bild des Lebens! Zu Zürich bei dem Tiefenhof steht eine alte Linde; jedes Jahr, wenn sie ihren Blätterschmuck entfaltet, bildet sie nach der Schätzung von Nägeli etwa 10 Billionen neuer, lebender Zellen. Im Blute eines erwachsenen Mannes kreisen nach den Rechnungen von Vierordt und Welcker in jedem Augenblicke beiläufig 60 Billionen kleinster Zellkörper. Voller Demut schauen wir zu den ewigen Sternen empor, zu denen schon die ältesten Geschlechter der Menschen ihre Gebete sendeten. Aber die Wunder der Natur sind nicht bloß im Sternenzelt zu suchen; größere und schwerer zu erklärende geschehen fort und fort in unserm eigenen Innern. Erkenne Dich selbst, Sterblicher! Gewinne aus Dir die wahre Demut der Selbsterkenntnis!

Was ist der Organismus? Eine Gesellschaft lebender Zellen, ein kleiner Staat, wohl eingerichtet, mit allem Zubehör

---

Krankheitsherde, über Zellularpathologie, über alten und neuen Vitalismus in meinem Archiv für path. Anatomie, Physiologie und klinische Medizin Bd. IV S. 375. Bd. VIII S. 19. Bd. IX S. 3

von Ober- und Unterbeamten, von Dienern und Herren, großen und kleinen. Im Mittelalter pflegte man zu sagen, der Organismus sei die Welt im Kleinen, der Mikrokosmos. Nichts davon! Der Kosmos ist kein Bild des Menschen! Der Mensch kein Bild der Welt! Es gibt keine andere Ähnlichkeit des Lebens, als wieder das Leben. Man kann den Staat einen Organismus nennen, denn es besteht aus lebenden Bürgern; man kann umgekehrt den Organismus einen Staat, eine Gesellschaft, eine Familie nennen, denn er besteht aus lebenden Gliedern gleicher Abstammung. Aber damit hat das Vergleichen ein Ende. Die Natur ist zwiespältig: das Organische ist etwas ganz Besonderes, etwas ganz Anderes, als das Unorganische. Obwohl aus demselben Stoff, aus Atomen gleicher Art aufgebaut, bildet das Organische eine in sich zusammenhängende Reihe von Erscheinungen, die ihrem Wesen nach abgelöst ist von der unorganischen Welt. Nicht daß diese die „todte" Natur darstellte, denn nur das ist todt, was einst lebte; auch die unorganische Natur hat ihre Tätigkeit, ihr ewig reges und bewegtes Schaffen, nur ist diese Tätigkeit nicht Leben, es sei denn im bildlichen Sinne.

Darum fühlen wir uns der übrigen Natur gegenüber als etwas Eigenes und Besonderes. Aber dieses Gefühl wird nicht wenig gedrückt durch die Erkenntnis, daß wir, jeder für sich, wie die Pflanze und das Tier, eine Art von Gesellschaft darstellen. Freilich die unmittelbare Empfindung von dem frischen Leben, das in allen unseren Teilen arbeitet, ist eine höchst erquickliche. Wer es einmal empfunden hat, was es heißt, wenn eine gewisse Anzahl von Zellen, von diesen unfreiwilligen Gesellschaftsteilhabern, den Dienst versagt, wem einmal die Glieder ermattet sind unter schwerer Krankheit, der weiß es auch zu schätzen, jenes Gefühl der Lust, wenn jedes Glied an seinem Ort in voller, warmer Arbeit seinem Reize folgt. Aber wir wollen mehr, des Menschen Herz ist unersättlich, der Geist streitet gegen die Lust des Fleisches. Wie, wir wären nur eine

Gesellschaft von Teilen, das organische Individuum hätte keine Existenz, als in der Gemeinschaft! Ist es nicht gegen unser ästhetisches Urteil, ist es nicht gegen unser philosophisches Wissen?

In der Tat, der Naturforscher gerät hier in eine überaus kitzliche Lage. Soll er sich dem Urteil seiner Sinne widersetzen? Soll er umkehren auf der Bahn der Forschung und im Gefühl der Unzulänglichkeit aller Erfahrung der Erfahrung Lebewohl sagen? Bleiben wir ruhig! Worauf gründet sich das ästhetische Urteil, was ist das philosophische Wissen? Das ästhetische Urteil gründet sich auf die Anschauung der Form; es bildet sich an dem Studium der Natur; es erhebt sich über das bloße ästhetische Gefühl durch das Eindringen in die Gesetze, nach denen sich die Formen gestalten. Das ästhetische Urteil kann daher nie der Naturforschung Gesetze vorschreiben, sondern es kann sie nur von ihr empfangen oder mit ihr entwickeln; tut es das nicht, so ist es ein bloßes Vorurteil, das sich auf überwundene Überlieferungen, auf Hörensagen, auf Schulzwang stützt. Das wahre Urteil auch in der Ästhetik entwickelt sich mit der besseren Erkenntnis der Formgesetze, und wenn nicht selten das tiefe Gefühl, die Unbefangenheit, die unmittelbare Anschauung des Künstlers der wissenschaftlichen Erkenntnis um Jahrtausende vorangeeilt ist, so muß man doch wohl zu unterscheiden wissen zwischen dem Künstler als solchem und dem Kunstkritiker. Die wahren Künstler waren niemals Feinde der anatomischen Erfahrung.

Auch das philosophische Wissen hat keine anderen Quellen der Naturerkenntnis, als die Naturforschung. Es gibt kein angeborenes Wissen, und die Geschichte der Philosophie und zwar gerade der deutschen, hat es zur Genüge erwiesen, daß ein bloßes Aufbauen der Natur aus Begriffen unmöglich ist. Aristoteles, Baco, Cartesius waren selbst Naturforscher oder sie umfaßten wenigstens die ganze naturwissenschaftliche Erfahrung ihrer Zeit. Unsere im engeren Sinne sogenannte

Philosophie hat nur Verwirrung erzeugt; bei allen unseren Philosophen waren die Abschnitte, in denen sie die Philosophie der Natur abhandelten, die schwächsten. Welcher Grund könnte uns daher bestimmen, uns durch solche Bedenken schrecken zu lassen?

In der Tat sind die Bedenken nur scheinbare und es dürfte zu ihrer Widerlegung genügen, auf unzweideutige Zeugnisse von Männern, deren ästhetisches und philosophisches Urteil über den Zweifel erhaben ist, hinzuweisen. „Jedes Lebendige," sagt Goethe, „ist kein Einzelnes, sondern eine Mehrheit; selbst insofern es uns als Individuum erscheint, bleibt es doch eine Versammlung von lebendigen selbstständigen Wesen, die der Idee, der Anlage nach, gleich sind, in der Erscheinung aber gleich oder ähnlich, ungleich oder unähnlich Werden können." Kann man deutlicher sprechen? Und sehr treffend fährt er fort: „Je unvollkommener das Geschöpf ist, desto mehr sind diese Teile einander gleich oder ähnlich, und desto mehr gleichen sie dem Ganzen. Je vollkommner das Geschöpf wird, desto unähnlicher werden die Teile einander. Je ähnlicher die Teile einander sind, desto weniger sind sie einander subordiniert. Die Subordination der Teile deutet auf ein vollkommneres Geschöpf." Als erläuterndes Beispiel wählt er die Pflanze. „Daß eine Pflanze, ja ein Baum," sagt er, „die uns doch als Individuum erscheinen, aus lauter Einzelheiten bestehen, die sich unter einander und dem Ganzen gleich und ähnlich sind, daran ist wohl kein Zweifel. Wie viele Pflanzen werden durch Absenker fortgepflanzt! Das Auge der letzten Varietät eines Obstbaumes treibt einen Zweig, der wieder eine Anzahl gleicher Augen hervorbringt, und auf eben diesem Wege geht die Fortpflanzung durch Samen vor sich. Sie ist die Entwickelung einer unzähligen Menge gleicher Individuen aus dem Schoße der Mutterpflanze."

Und von diesem Goethe sagte Hegel seine Arbeit über die Metamorphose der Pflanze habe „den Anfang eines vernünftigen Gedankens über die Natur der Pflanze gemacht, indem sie die Vorstellung aus der Bemühung um bloße Einzelheiten zum Erkennen der Einheit des Lebens gerissen habe. Die Identität der Organe," fetzte er hinzu, „ist in der Kategorie der Metamorphose überwiegend; die bestimmte Differenz und die eigentümliche Funktion der Glieder, wodurch der Lebensprozeß gesetzt ist, ist aber die andere notwendige Seite zu jener substantiellen Einheit." Daher bezeichnet Hegel auch den Prozeß der Gliederung und der Selbsterhaltung in der Pflanze als ein Außersichkommen und Zerfallen in mehrere Individuen, für welche das Eine ganze Individuum mehr nur der Boden, als subjektive Einheit von Gliedern sei; der Teil, die Knospe, Zweig u.s.f. sei auch die ganze Pflanze.

So dachte derjenige unserer Dichter, der unter allen wohl der am meisten unbefangene, dessen ästhetisches Gefühl gewiß am reinsten und naivsten war, so derjenige unserer Philosophen, der das Recht der absolutistischen Spekulation am freiesten geübt hat. Goethe ist sich ganz klar darüber, daß es nicht bloß die Pflanze ist, um deren Auffassung es sich handelt, sondern das „Geschöpf" überhaupt[5]; Hegel kommt über diese Betrachtung schnell hinaus, da ihm beim Tier andere Fragen entgegentreten. Aber scharf genug weist er auf den Knotenpunkt der Frage vom Individuum hin, indem er sowohl von dem Einen ganzen Individuum, als auch von den mehreren Individuen, die in ihm enthalten seien, spricht. Was ist denn nun eigentlich das Individuum? Das Ganze oder die Teile?

Erwarten Sie nicht, verehrte Anwesende, daß die heutige Naturwissenschaft darauf eine einmütige Antwort gibt. Denn so töricht es ist, die Naturwissenschaft verantwortlich zu ma-

---

[5] Man vergleiche meine Rede: Goethe als Naturforscher und in besonderer Beziehung zu Schiller. Berlin 1861. S. 33. 34.

chen für die Irrwege der einzelnen Naturforscher, so abscheulich es ist, an dem Ganzen rächen zu wollen, was dieser oder jener Einzelne verbrochen hat oder verbrochen haben soll, so ungerecht würde es sein, zu verlangen, daß über alle Fragen einer so umfassenden Wissenschaft, welche kein einzelner der Lebenden in allen Einzelheiten beherrscht, Alle eines Sinnes sein sollten. Der Chemiker urteilt über die Pflanze, der Physiker über das Tier nicht selten, wie ein Laie, und hinwiederum ist der Botaniker selten so viel Chemiker, der Zoologe selten so viel Physiker, daß sie die ganze Breite des chemischen oder physikalischen Wissens und Urteilens selbständig zu prüfen vermöchten. Streiten doch Botaniker gegen Botaniker über botanische, Physiker gegen Physiker über physikalische Fragen. Die Naturwissenschaften haben nur Ein haltendes, wirklich einigendes Band: das ist, ihre Methode. Zuerst die Beobachtung und der Versuch, dann das Denken ohne Autorität, die Prüfung ohne Vorurteil. Aber die Gegenstände der Beobachtung, der Inhalt des Denkens, wie verschieden sind sie in der Natur! Die folgerichtige Verfolgung der einmal erkannten Methode, wie große Hemmnisse findet sie!

Die Frage nach dem wahren Individuum ist in der Naturwissenschaft im Ganzen gar nicht aufgeworfen. Sie gehört nur den organischen Zweigen derselben an und auch hier haben fast nur die Botaniker sie eingehend erörtert[6]. Eine Entscheidung ist bis jetzt nicht gewonnen. Dem einen gilt die ganze Pflanze als Individuum, dem anderen der Ast oder Sproß, dem dritten das Blatt oder die Knospe dem vierten die Zelle, und jede dieser Ansichten hat gewichtige Gründe für sich. Ein solcher Widerspruch mag als ein gewichtiger Einwand gegen

---

[6] Man sehe insbesondere Nägeli, Systematische Übersicht der Erscheinungen im Pflanzenreiche. Freibung i. Br. 1853 S. 31. Die Individualität in der Natur mit vorzüglicher Berücksichtigung des Pflanzenreiches. Zürich 1856.

die Zuverlässigkeit der Botanik überhaupt erscheinen. Aber entscheide man doch selbst! Es gibt Pflanzen, welche nur aus einer Zelle bestehen, andere, welche einfache Reihen von Hellen vorstellen. In wieder anderen ordnen und wandeln sich die Zellen zu Organen und Systemen, aber auch da, wenn die Pflanze sich fortpflanzt, so erzeugt sie wieder eine Zelle, aus der das Tochtergewächs, die neue Pflanze, sich heranbildet. Welches ist nun das Individuum? Viele Pflanzen lassen sich durch Ableger fortpflanzen oder, wie man vielleicht besser sagt, vermehren. Ein abgeschnittener und eingepflanzter Ast wächst fort, er bringt neue Äste, die wieder abgeschnitten und gepflanzt werden können. So stammen, wie man weiß, fast sämtliche Trauerweiden Europas von einem Baume, der im vorigen Jahrhundert aus Asien nach England kam. Sie alle sind zusammengehörige Teile. Bilden sie ein Individuum? Die Tatsache ist klar und sicher, aber welches ist die richtige Deutung? — Die Erdbeere sendet flach über die Erde hin ihre Ausläufer aus, an deren Ende sich eine neue Pflanze entwickelt die nach einiger Zeit Wurzel schlägt, festen Fuß in der Erde faßt und den alten Mutterfaden verdorren läßt. Auf unseren Wiesen blüht in oft zu großen Mengen das Schaumkraut; an seinen Blättern entsteht nicht selten, frei in der Luft schwebend, in gleicher Weise ein neues Pflänzchen, wie an den Ranken der Erdbeere. Unedles Gesträuch, wilde Obstbäume veredeln wir, indem wir ihnen einen Sproß oder ein Auge, das wir einer vollkommneren Art gewaltsam entrissen, aufpfropfen. Wo sind hier die Grenzen des Individuums?

Bei den Tieren geht es nicht besser. Die meisten Tiere pflanzen sich durch Eier fort und jedes Ei ist ursprünglich eine Zelle. Manche Tiere vermehren sich durch Abschnürung, man könnte sagen, durch Schnürlinge. Gegen den Herbst wirft das Meer nach jedem Sturm auf unsere Küsten Tausende und aber Tausende von Scheibenquallen, jene sonderbare Gallertmasse, deren oft so buntes Farbenspiel das Auge überrascht. Die weiblichen Tiere führen dann schon lebende, aus Eizellen entstandene Junge mit sich, die für sich umherschwimmen können. Bleiben die Tiere im Grunde des Meeres, so setzen sich die Jungen nach einiger Zeit fest, sie wachsen zu kleinen Polypen heran, und nach einiger Zeit bilden sich an ihrem freien Ende schüsselförmige Körper, einer über dem andern, die sich immer vollständiger ausbilden, sich endlich ablösen und wieder als Scheibenquallen fortschwimmen. Und immer wieder erzeugt die Qualle Eier, aus denen junge Polypen hervorgehen, und die Polypen erzeugen wieder Sprossen, aus denen Quallen werden.

Aber die Polypen vermehren sich nicht alle durch Abschnürungen. Andere erzeugen Eier und bringen Junge auf die gewöhnliche Art hervor. Aber manche von ihnen lassen sich gewaltsam vermehren durch Schnittlinge, wie die Pflanzen. Schon Trembley hat diesen berühmten Versuch bei den kleinen Süßwasserpolypen unserer Teiche angestellt; er zerschnitt die Tiere und die Teile wurden wieder Polypen. Doch nicht genug damit. Im Mittelmeer gibt es ein reiches Geschlecht prächtiger Schwimmpolypen, welche namentlich Carl Vogt der Kenntnis der Gebildeten zugänglich gemacht hat[7]. Aus einem Ei entwickelt sich ein junger Polyp. Frei im Meere schwimmend, beginnt er zu wachsen. An seinem obern Ende bildet er eine Blase, in welcher Luft frei wird, die ihn trägt. An seinem unteren Ende gestalten sich in immer reichlicherer und schönerer Ausstattung Fühler und Fangschnüre mit sonderbaren Nesselorganen. An seinem Stamme, der sich immer mehr verlängert, findet sich eine durchlaufende Röhre. Von diesem Stamme entstehen knospenartig Sprossen. Die einen davon bilden Reihen von Schwimmglocken, die sich und damit das Ganze fortbewegen. Die anderen wandeln sich in neue Polypen um, welche Mund und Magen besitzen und die Nahrung für das Ganze

---

[7]   C. Vogt, Recherches sur les animaux inférieurs de la Méditerannée. I. Sur les siphonophores de la mer de Nice. Genève 1854.

nicht bloß sammeln, sondern auch verdauen, um sie endlich in die gemeinschaftliche Stammröhre abzugeben. Endlich noch andere Knospen gewinnen ein quallenartiges Aussehen und besorgen die Fortpflanzung; sie bringen Eier hervor, welche wieder frei schwimmende Polypen aus sich hervorgehen lassen. Was ist hier das Individuum? Der junge Polyp erscheint uns einfach, aber aus ihm bildet sich ein Stock, gleich einer Pflanze. Der Stock treibt Fangfäden, wie Wurzeln, aber sie bewegen sich willkürlich und greifen die Beute; er bildet einen Stamm mit einem Nahrungskanal, aber er hat keinen Mund, um den Kanal zu benutzen, so wenig wie die Pflanze. Er treibt Knopsen und Sprossen, wie die Pflanze, aber jede Knospe hat besondere Aufgaben, die sie mit dem Anscheine ureigener Tätigkeit erfüllt. Besondere, mit eigener Bewegung versehene Sprossen oder Neste besorgen die einen die Ortsbewegung, die andern die Aufnahme und Verdauung der Nahrung, die andern die Fortpflanzung. Der Rumpf ist nichts ohne die Glieder, die Glieder sind nichts ohne den Rumpf. Welches ist das Individuum? Welches das Organ? Sind die Organe Individuen? Ist das Ganze nur eine Versammlung von Individuen? Eine Familie, eine Kolonie oder gar, wie Vogt sagt, ein Phalanstère?

Welch' wüstes Bild! Welche Zerrissenheit des Lebens! Alles, was wir gewohnt sind, in einem einzigen Leibe, unter einer gemeinschaftlichen Hülle gleichsam verborgen uns zu denken, das liegt hier in äußerer Gesondertheit vor Aller Blicken. Das ganze Individuum ist zerfahren in eine lose zusammenhaltende Masse von Gliedern, von Einzelleibern, deren individuelle Natur uns ebenso wahrscheinlich und wieder ebenso zweifelhaft ist, wie die des Rumpfes, der ganz und gar in ihre Knechtschaft geraten ist. Wo ist hier Freiheit? Wo Selbstbestimmung? Sollen wir denn wirklich diese Pflanzentiere als Vergleichsobjekte mit unserer geschlossenen, ganz und gar einheitlichen Individualität zulassen? sollen wir unsere Natur an so niedrigen Geschöpfen messen?

Erlauben Sie, daß ich darauf mit den Worten des Allvaters der Naturforschung antworte. „Wir müssen," sagt der Lehrer Alexanders des Großen, „an die Untersuchung jeden Tieres gehen, ohne die Nase zu rümpfen, da ja in allen Dingen etwas Natürliches und Vortreffliches ist. Denn die nicht vom blinden Zufall, sondern vom Zweckbegriff bedingte Existenz findet sich in den Werken der Natur; das Ziel aber, weswegen sie besten oder geworden sind, wohnt ganz besonders in der Region des Schönen. Sollte aber jemand eine Betrachtung der anderen Tiere für etwas Niedriges halten, so müßte er eine solche Meinung auch von sich selbst Haben; denn man kann nicht :ohne großen Widerwillen die Teile betrachten, woraus der Mensch besteht, wie das Blut, Fleisch, Knochen, Adern und dergleichen Teile. Man muß sich aber vorstellen, daß derjenige, der über irgend einen beliebigen der Teile oder Gefäße handelt, nicht über die Materie seine Untersuchung anstellt, noch um ihretwillen, sondern der ganzen Gestalt wegen; gerade so, wie es wie es sich um das Haus handelt, aber nicht um Ziegel, Lehm und Holz, so muß es auch dem Naturforscher mehr um die Zusammensetzung und das ganze Wesen zu tun sein, nicht aber um das, was sich niemals von seinem Wesen getrennt vorfindet. Es ist aber vor Allem notwendig, zuerst einer jeden Gattung nach diejenigen Erscheinungen zu bestimmen, welche an und für sich allen Tieren zukommen; dann erst mag man versuchen, die Ursachen auseinander zu setzen."

Lassen Sie uns jetzt eine Stufe höher steigen, von den Wirbellosen zu den Wirbeltieren. Überall hier, in der ganzen Stufenleiter von dem niedrigsten Fisch bis zum Menschen ein gemeinschaftlicher Organisationsplan! Nirgends Stöcke von Pflanzen oder Pflanzentieren, sondern nur geschlossene Individualitäten! Je höher wir in der Klasse der Wirbeltiere heraufsteigen, um so bestimmter tritt die einheitliche Erscheinung des Individuums uns entgegen, bis sie endlich in dem Bewußtsein des Menschen ihren subjektiven Abschluß und damit eine überzeugende Gewißheit erfährt. Auch der Naturforscher ist subjektiven Erfahrungen nicht unzugänglich, aber er erkennt nur jene Erfahrungen des eigenen Innern als gesichert an, bei deren Gewinnung das Subjekt sich selbst als Objekt unbefangener Beobachtung im wahrhaft philosophischen Sinne behandelt. Was können wir nun von diesem Standpunkte aus anerkennen?

Das Bewußtsein ist eine ebenso sichere, als unerklärliche Tatsache für den Naturforscher, wie für den Philosophen oder für sonst wen. Sagt man von ihm ans, daß es eine Eigenschaft der Seele sei, so erklärt dies ebensowenig, als wenn man behauptet, es sei eine Eigenschaft des Gehirns. Wir erklären damit ebenso wenig, wie wenn wir von der Schwere aussagen, sie sei eine Eigenschaft aller Körper. Wollten wir erklären, was die Schwere ist, so genügt es nicht, zu beweisen, daß sie in einer allgemeinen Anziehung aller Massenteilchen untereinander sich äußert, sondern wir müßten zeigen, wie die Massenteilchen es machen, um sich anzuziehen. Obwohl wir dies nicht zu zeigen im Stande sind, so benutzen wir doch die Schwere mit allem Recht als einen Erklärungsgrund für viele Vorgänge am Himmel und auf Erden, und wir könnten mit dem Bewußtsein ebenso verfahren. Allein hier steht uns ein gewichtiges Hindernis entgegen. Die Schwere ist eine Eigenschaft aller Körper; das Bewußtsein ist weder eine Eigenschaft aller Individuen, denn die Pflanzen und sicherlich eine große Zahl von Tieren geben uns nicht die mindeste Veranlassung, ihnen Bewußtsein zuzuschreiben; noch ist das Bewußtsein eine beständige Eigenschaft des Menschen, da wir bewußtlose Zustände an ihm oft genug beobachten; noch endlich ist es eine Eigenschaft des ganzen Menschen, denn erfahrungsgemäß ist es auf das Innigste an das Gehirn gebunden. Ja, was das Übelste ist, auch in dem vollkommensten Zustande des Bewußtseins beschränkt sich dasselbe auf einen verhältnismäßig kleinen Teil der wirklich im Körper geschehenden Vorgänge. Wären wir nicht auf dem Wege der allerobjektivsten Forschung im Laufe von Jahrtausenden dahin gekommen, nach und nach auch die verborgensten Zustände des eigenen Leibes der Beobachtung zugänglich zu machen, so würde der Inhalt unseres Bewußtseins ein sehr armseliger sein. Wenn ein Mensch das Unglück hat, durch eine Verletzung eine Unterbrechung des Zusammenhanges seines Rückenmarkes zu erleiden, so hört sofort das Bewußtfein über alle Vorgänge auf, welche in Teilen des Körpers geschehen, deren Nerven unterhalb der verletzten Stelle in das Rückenmark eintreten; jeder Einfluß des Willens ist hier erloschen, und doch leben diese Teile, doch besteht das Individuum.

Das Bewußtsein ist daher nur die subjektive, aber nicht die objektive Einheit des Individuums. Das Bewußtsein ist nicht das Bewegende, sondern das Bewegte; es ist nicht die wirkende Macht im Körper, durch welche der Plan der Organisation, der Zweck des Individuums verwirklicht wird; gerade umgekehrt erscheint es uns als das letzte und höchste Ergebnis des Lebens, als die edelste Frucht der langen Kette ineinander greifender Vorgänge, welche die Geschichte des Individuums ausmachen. Das Individuum als leibhaftiges Wesen, in der ganzen Fülle, in dem wundervollen Reichtum seines Lebens betrachtet, muß notwendigerweise ein innerlich Vielfaches sein, denn nur so ist ihm die Entwickelung, das Fortschreiten von niederen zu höheren Zuständen, die Verjüngung zu neuen Formen des Lebens gesichert. Das Lehen muß das Gesamtergebnis der Tätigkeit aller einzelnen Teile sein, und alle diese Teile müssen sowohl etwas Gemeinschaftliches, als etwas Besonderes an sich haben. Denn ohne das Gemeinschaftliche, welches sogar in ähnlicher Weise bei jedem Tier und jeder Pflanze sich finden muß, würde der Begriff des Lebens aufhören, eine für Alle gleiche Wahrheit zu sein, und wieder ohne das Besondere würde das Leben bei Allen ein gleiches sein.

Auch daß menschliche Individuum ist eine Gemeinschaft[8].

Die Naturforschung zeigt es zusammengesetzt aus einer Reihe von Systemen, von denen das eine der Empfindung, das andere per Bewegung, andere der Aufnahme der Nahrung und der Luft, einige der Stützung, andere der Bereinigung der Teile dienen u.s.f. Jedes dieser Systeme umfaßt eine gewisse Zahl besonderer Organe, jedes Organ enthält eine, gewöhnlich beschränkte Zahl von Geweben und jedes Gewebe setzt sich endlich aus Zellen und Zellengebieten zusammen. Das „Ich" des, Philosophen ist erst eine Folge von dem „Wir" des Biologen. Es würde mich hier zu weit führen, wenn ich alle die Gründe aufzählen wollte, welche zu dem Schlusse leiten, daß die Zellen und ihre Abkömmlinge auch im menschlichen Körper die wirklich tätigen Teile sind, daß jeder von ihnen das Leben innewohnt, daß jede eine gewisse Selbständigkeit besitzt und daß jede Lebenserscheinung auf der Tätigkeit, dem Zusammen- oder Gegeneinanderwirken oder endlich auf der Untätigkeit oder Vernichtung gewisser Summen zelliger Einheiten beruht. Das Geheimnis der Individualität besteht unzweifelhaft in den feinen Verschiedenheiten der Anlage und Ausbildung einzelner Zellen oder Zellengruppen. Wie in dem Leben der Staaten, so ist auch in dem Leben der Individuen der Zustand der Gesundheit des Ganzen bedingt durch das Wohlsein und die Innigkeit der Beziehungen der Einzelglieder; sobald einzelne Glieder anfangen, in eine der Gemeinschaft nachteilige Untätigkeit zu versinken oder gar auf Kosten des Ganzen eine parasitische Existenz zu führen, so ist die Krankheit gegeben. Die Krankheit zerstört alle Illusionen über die substantielle Einheit des Organismus; sowohl das Leiden, als die Heilung sind nur möglich, so lange in der großen Gemeinschaft immer

---

[8]   Virchow, die Zellularpathologie in ihrer Begründung auf physiologische und pathologische Gewebelehre. Berlin 1862. 3. Aufl. S. 15

ein gewisser Rest wirkungsfähiger gesunder Teile dem Leben erhalten bleibt.

Sind nun die Zellen die Individuen oder sind es die Menschen? Läßt sich auf diese Frage eine einfache Antwort geben? Ich sage: Nein! Aber ich bitte, dies nicht in dem Sinne aufzufassen, als sei die Naturforschung außer Stande, eine bestimmte Erklärung abzugeben. Die Schwierigkeit liegt vielmehr darin, daß das Wort Individuum in Gebrauch gekommen ist, lange bevor man von der Natur der unter diesem Begriffe zusammengefaßten Wesen eine klare Vorstellung besaß. Der Begriff ist daher nicht scharf begrenzt, und es steht in der Willkür eines jeden, ihn enger oder weiter zu nehmen, je nachdem seine Erfahrung ihm die Erscheinungen der individuellen Existenz mehr im Groben oder mehr im Feinen zugänglich macht. Der Begriff des Atoms als des letzten denkbaren Teils ist sicher und unveränderlich, aber dafür ist er auch nicht aus der unmittelbaren Erfahrung abgeleitet, wie der des Individuums, welcher mit der Ausdehnung der Erfahrung schwankend und vieldeutig geworden ist. Will man sich nicht entschließen, zwischen Sammelindividuen und Einzelindividuen zu unterscheiden, was der bequemste Ausweg wäre, so muß der Begriff des Individuums in den organischen Zweigen der Naturwissenschaft entweder aufgegeben, oder streng an die Zelle gebunden werden. Zu dem ersteren Resultat müssen in folgerichtigem Schlusse sowohl die systematischen Materialisten, als die Spiritualisten kommen; zu dem letzteren scheint mir die unbefangene, realistische Anschauung der Natur zu führen, insofern nur auf diese Weise der einheitliche Begriff des Lebens durch das ganze Gebiet pflanzlicher und tierischer Organismen gesichert bleibt. Und gerade das scheint mir das erste und wichtigste Erfordernis aller Naturbetrachtung, denn hier ist der Punkt, wo das realistische Streben des einfachen Forschers zusammenfließt mit dem idealistischen Wünschen des Denkers, der in der Geschichte der Natur den Plan der Schöpfung darlegen will. Die Naturforschung unserer Zeit sitzt, wie ein ernster Schwurgerichtshof, über den Tatsachen zu Gericht, aber sie beurteilt sie nicht als einzelne. Ereignisse, sondern als Glieder einer in sich gesetzmäßig zusammenhängenden Reihe.

Die Betrachtung der organischen Schöpfung führt uns von Generation zu Generation, in einer langen Erbfolge des Lebendigen, weit über das Dunkel der ältesten Geschichtsschreibung, weit über die Anfänge des Menschengeschlechts in die steinerne Geschichte des Erdballs. Wir sehen die schwächsten Ursprünge des Pflanzenreichs, wir finden die Reste längst verschwundener Tiergeschlechter. wir begegnen spät, sehr spät dem Herrn der Schöpfung. Jahrtausende, welche die Geologie, nach Millionen zählt, gingen darüber hin, bevor zellige Individuen sich zu jenen größeren Gemeinschaften entwickelten, in denen der Instinkt, in denen endlich das Bewußtsein zum Durchbruch kam. Die geschriebene Geschichte unserer Wissenschaft zeigt uns, wie der positive Inhalt des Bewußtseins im Laufe einiger Jahrtausende sich wunderbar reich gestaltete. Während die Geschichte der Völker und Staaten in ihrem Werden und Vergehen unseren Geist mit Schmerz und Zweifel füllt, während wir uns täglich mit Bangigkeit fragen, ob es besser oder nicht vielmehr schlechter wird, ob das Menschengeschlecht nicht der Entartung, die Kultur ihrem Untergange zuteilt, so zeigt die wahre Wissenschaft nur den Fortschritt. Staaten gehen zu Grunde, Völker verschwinden unter dem Tritte der Eroberer, aber die Wissenschaft bleibt, um unter denen, die eben noch Barbaren waren, neue und kräftigere Blüten zu treiben. Jährlich welken die Blätter des Baumes, auf daß im neuen Jahr neue und vollständigere Knospen hervortreiben können; täglich wechseln im menschlichen Körper die Blutkörperchen, auf daß frische Elemente das Werk der eigenen Aufreibung von Neuem beginnen können. So auch welken die Völker, so wechseln die Kinder der Menschen, und immer besser erkennt das nachfolgende Geschlecht sich selbst und die

Natur, immer sicherer wird das Bewußtsein, immer mächtiger und freier das Individuum, immer vollständiger beherrscht es das Atom! In der Erkenntnis, daß auch die geistige Entwicklung ein untrennbarer Teil des Lebens ist, gewinnt der Mensch für seine leibliche Existenz die Selbstachtung zurück, welche eine finstere, dem Licht und Leben abgewendete Anschauung ihm nur zu leicht gefährdet. Wer da weiß, daß das höchste Ziel des Lebens nur erreicht werden kann, indem zahllose, mit dem Charakter individuellen Daseins versehene, von Geschlecht zu Geschlecht in immer neuer Verjüngung sich übertragende Sonderteile zu einem gemeinschaftlichen Endzweck zusammenarbeiten, dem erst erschließt sich in dem eigenen Innern jene vielgesuchte und doch unerwartete Harmonie, welche zugleich den Verstand und das Gefühl befriedigt und welche ebenso sehr ein Maß, als ein Anreiz für das sittliche Handeln wird.

III.

Das Leben des Blutes.

Nach einem freien Vortrage, gehalten am 14. Januar 1859 in dem Verein junger Kaufleute „Vorwärts" zu Berlin.

Es hat seit alten Zeiten zwei sich widerstreitende Parteien in der Medizin gegeben, welche die Lehre von der Krankheit, die Pathologie, je nach ihrer Ansicht von der Natur des Lebens verschieden ausbeuten. Man hat sie die humoralpathologische und die solidarpathologische genannt, je nachdem sie das Leben in den Flüssigkeiten (humores) oder in den festen Teilen (solida) des Körpers suchen und dem entsprechend auch in der Krankheit bald den flüssigen, bald den festen Teilen des Leibes mehr Gewicht beilegen[9]. Die humorale Theorie ist die älteste und sie hat sich zugleich der größten Verbreitung bis in unsere Zeit zu erfreuen gehabt. Es begreift sich aber leicht, daß unter den Flüssigkeiten des Körpers eine vor allem die Aufmerksamkeit auf sich gezogen hat, das Blut nämlich, dieser „edelste Saft", dessen entscheidende Bedeutung für das Leben unter streitbaren Völkern durch die tägliche Erfahrung immer wieder in Erinnerung gebracht wird. Die alten Religionsurkunden geben darüber hinlänglich Zeugnis.

„Des Leibes Leben", heißt es im 3. Buch Moses 17,14, „ist in seinem Blut, so lange es lebet", und noch bestimmter steht im 5. Buch 12, 23: „das Blut ist die Seele, darum sollst du die Seele nicht mit dem Fleische essen". Es war dies noch eine sehr grob mechanische Anschauung, welche erst nach und nach gegen die andere eingetauscht wurde, die wir bis in die neueste Zeit verbreitet finden, daß nämlich nicht das Blut selbst die Seele sei, sondern daß nur die Seele im Blute ihren Sitz habe, und daß erst durch die Seele das Blut belebt werde.

Als mehr solidarpathologische Lehren aufkamen, als namentlich in der jüngsten Zeit das Nervensystem zu immer größerer Bedeutung in der Vorstellung der Gelehrten aufwuchs, schien es vorzüglicher zu sein, auch das Leben und die Seele in die festen Teile und unter diesen wieder in den edel-

---

[9]   Vgl. meine Gesammelten Abhandlungen zur wissenschaftlichen Medizin. Frankf. a. M. 1856. S. 36

sten unter ihnen, die Nervenzentra zu verlegen. Für die Pathologie folgte daraus eine eigentümliche Richtung, die sogenannte Neuropathologie, welche das Blut eben nur als einen für die Einwirkungen der Nerven besonders befähigten Saft ansah. Damit wurde aber für den Laien die Frage immer unzugänglicher, und der Streit über einen so unmittelbar die nächsten Interessen jedes denkenden Mannes berührenden Gegenstand blieb fast ganz und gar innerhalb der Kreise der gelehrten Ärzte abgeschlossen.

Dieser Zustand muß wieder einmal aufhören. Der gebildete Mensch soll nicht bloß seinen eigenen Leib kennen, weil eine solche Kenntnis zur Bildung gehört, sondern vielmehr deshalb, weil zuletzt die Vorstellung, die man sich von sich selbst macht, die Grundlage für alles weitere Denken über den Menschen wird. Verlegt man das Leben in die Seele und löst man schließlich, wie es jetzt gewöhnlich geschieht, die Seele gänzlich vom Leibe ab, so daß der letztere nur einer der Gegenstände wird, auf den die Seele einwirkt, so wird der Leib etwas Niedriges, Gemeines, das so sehr als irgend möglich in den Hintergrund gedrängt werden muß, ja dessen Zerstörung erst die Befreiung der Psyche bedingt. Das Leben des Körpers ist dann aber nicht das wahre Leben, sondern nur ein fremdes, gewissermaßen ein Scheinleben, eine Täuschung, eine Maske.

Zu einem solchen Schlusse kommt der Mensch von seinem egoistischen Standpunkte nur zu leicht, indem er sich im Gegensatze zu der Welt auffaßt. Auch dieser Standpunkt hat seine Berechtigung, aber er ist nicht der natürliche. Schon die unmittelbare, mehr kindliche Anschauung der Naturvölker erfaßt den Menschen in der Welt und jede Sprache dehnt den Begriff des Lebens weit über den Menschen hinaus auf einen größeren Kreis von Wesen aus. Die wissenschaftliche Forschung bestätigt diese Anschauung, indem sie eine innere Übereinstimmung der Vorgänge und der sie bedingenden Einrichtungen nicht bloß beim Menschen und bei den Tieren, sondern auch bei den Pflanzen erkennen läßt. Will man daher die Frage von dem Leben ganz und gar mit der Frage von der Seele zusammenwerfen, so genügt es nicht, von Tierseelen zu sprechen, sondern man muß auch die Pflanzenseele zulassen. Dies mag sehr poetisch sein, aber niemand wird sich verhehlen, daß damit der ganze egoistische Gewinn verloren geht, den der spekulierende Mensch für sich zu machen gedenkt, und daß, um etwas von diesem Gewinn zu retten, innerhalb des seelischen Gebietes wieder ein ähnlicher Gegensatz zwischen höheren und niederen Seelen gemacht werden muß, wie ihn die Naturforschung, freilich in ganz anderer Weise, zwischen Leben und Seele macht, indem sie die Erscheinungen der Seele eben als die höchste Äußerung des Lebens in den für diesen Zweck am vollkommensten organisierten Wesen betrachtet.

Nachdem wir wissen, daß alles pflanzliche und tierische Leben an die organische Zelle gebunden ist und die Vorgänge des Lebens Tätigkeiten der Zellen sind, welche in bald einfacherer, bald zusammengesetzter Weise den Leib des Lebendigen aufbauen, so bleibt uns kein anderer Schluß übrig, als daß jeder einzelne zellige Teil für sich Leben hat. Das Leben des Ganzen ist dann eben die Summe des Lebens der Einzelteile, und nur diejenigen Einzelteile können hinwiederum als lebendige gelten, deren zellige Natur ermittelt werden kann. Dürfen wir in diesem Sinne von einem Leben des Blutes sprechen?

Es sind kaum zweihundert Jahre her, seit man entdeckte, daß das Blut kein bloßer Saft, auch kein bloßes Gemisch von Säften sei, wie das ganze Altertum und Mittelalter angenommen haben. Unter dem Mikroskop sah zuerst ein italienischer Forscher, Marcello Malpighi, nicht bloß den Lauf des Blutes in den feinsten Gefäßen, sondern auch die Blutkörperchen. Allein die allgemeine Anschauung jener Zeit war der Deutung dieses Fundes nicht sehr günstig. Vielmehr machte sich mehr und mehr die Vorstellung geltend, daß fast alle Flüssigkeiten gewisse Körper enthielten und daß nicht bloß die verschiedensten menschlichen Säfte, sondern auch das gewöhnliche Wasser voll von besonderen, wie Manche meinten, belebten Körpern sei. Noch jetzt ist keine Annahme mehr verbreitet, als die, daß jeder Wassertropfen zahllose Wesen einschließe, daß wir bei jedem Trunke Heere von kleinsten Tieren verschlingen, und es macht manchem eine Art von grausamer Freude, zu denken, daß durch die ganze Natur ein infusorielles Allleben verbreitet sei. Auch dies sind Täuschungen. Reines Wasser ist auch mikroskopisch rein, und die meisten Säfte des tierischen Körpers, insbesondere die Ausscheidungsflüssigkeiten, enthalten entweder gar nicht, oder nur zufällig und unwesentlich körperliche Teile.

Mit dem Blut ist es nicht so. Es gibt kein Blut ohne Körperchen; erst durch seine Körperchen wird das Blut wirklich Blut; nimmt man sie hinweg, so bleibt ein einfacher Saft, eine klare Flüssigkeit ohne Farbe zurück, eine Flüssigkeit, vergleichbar dem reinen Ichor, den die alten Griechen als Blut der Götter betrachteten. Das Blut des Menschen und aller Wirbeltiere ist rot und diese Farbe, welche beständig ist, so lange das Blut noch erhalten bleibt, verdankt es der Anwesenheit kleiner Körperchen, der sogenannten Blutkörperchen. Freilich gibt es auch farblose oder, wie man auch wohl sagt, weiße Körperchen im Blut des Menschen, ja unter krankhaften Verhältnissen, zumal in der von mir unter dem Namen der Leukämie beschriebenen Krankheit, kann die Zahl der farblosen sich so sehr vermehren, daß man wenigstens figürlich von einem „weißen Blute" sprechen kann. Aber das ist auch nicht das rechte Blut; der Mensch kann auf die Dauer damit nicht bestehen.

Die roten Blutkörperchen sind sehr kleine Gebilde. Sie stellen plattrunde, münzenförmige Scheiben dar, welche von jeder ihrer beiden Flächen her etwas eingedrückt sind und daher eine dünnere Mitte, einen dickeren Rand besitzen. Es sind biconcave Linsen von so geringer Dicke, daß ihr Flächendurchmesser fast fünf Mal mehr beträgt, als der Dickendurchmesser. Etwa

1500 solcher Linsen, auf einander gehäuft, würden den Raum einer Linie ausfüllen, während 300 bis 400, neben einander gelegt, dazu schon ausreichen würden. Nach den Zählungen, welche Vierordt und Welcker vorgenommen haben, würden in jedem Kubikmillimeter[10] Blut des Mannes etwa 5, des Weibes 4 ½ Millionen, in dem gesamten Blute des Mannes beiläufig 60 Billionen solcher Körperchen enthalten sein. Welch' eine Welt des Kleinen in einem einzigen Teile des menschlichen Lebens! Welch' staunenswerte Schar tätiger Gebilde! Billionen von Sternen erfüllen den Hinmelsraum, aber Billionen von Meilen liegen zwischen ihnen und schwächen ihr gegenseitiges Aufeinanderwirken; einsam wandelt fast jeder seine vorgezeichnete Bahn. So auch kreisen im Blute des Menschen Billionen von Körpern, aber ihre Entfernung von einander ist die allerkleinste. Denn die Flüssigkeit, in welcher sie schwimmen und welche sie von einander trennt, beträgt nicht zweimal so viel an Masse, als die Körperchen selbst ausmachen. Hier ist die „Wirkung in die Ferne" fast aufgehoben; alle Bewirkung, sowohl der Blutkörperchen auf einander, als des Blutes auf andere Teile erfolgt in nächster Nähe, fast in unmittelbarer Berührung. Hier kann daher die Kontaktwirkung (Katalyse) in den Vordergrund treten, und wie mächtig sie sein muß, das kann nicht zweifelhaft sein, wenn man die unfaßbar große Zahl der wirkenden Einheiten in's Auge faßt.

Aber sind die Blutkörperchen die wirkenden und lebenden Einheiten des Blutes? Gerade in diesem Punkt unterscheidet sich unsere Auffassung am meisten sowohl von der alten, als von der neueren Lehre. Für die alte Auffassung lag ein gewichtiger Grund für die Ansicht von dem Leben des Blutes in der Kenntnis von der Bewegung desselben. Freilich ist es für uns, die wir die Lehre von dem Kreislaufe des Blutes mit der Spra-

---

[10] Ein Millimeter beträgt etwas weniger als ½ Line des rheinländischen Maßes

che in uns aufnehmen, sehr schwer, uns überhaupt ganz in die Gedanken der Alten über die Bewegung des Blutes hineinzudenken. Wir vergessen leicht, daß erst im Jahre 1628 der berühmte Leibarzt der stuartischen Könige, William Harvey den Nachweis von dem in sich zurückkehrenden Kreislaufe des Blutes lieferte und daß erst in unseren Tagen die deutschen Anatomen dargetan haben, daß auf seinem langen Wege das Blut überall in geschlossenen Röhren, in Gefäßen mit eigenen Wandungen enthalten ist. Wir wissen jetzt, daß das Herz der Mittelpunkt und das wirkende, das arbeitende Organ ist, welches, indem es immer neue Massen von Blut in die Pulsadern (Arterien) treibt, das übrige Blut in den Gefäßen fortschiebt, bis es durch die feinsten Haarröhrchen (Capillaren) in die Blutadern (Venen) überströmt und durch diese dem Herzen wieder zuströmt, um von Neuem in Arterien gedrückt zu werden. Für uns ist also diese ganze Bewegung des Blutes eine mechanische im gröbsten Sinne des Wortes; sie ist nicht dem Blute eigentümlich, sondern vielmehr ihm mitgeteilt. Das Blut ist leidend (passiv) und nur das Herz und zu einem sehr kleinen Teile die Gefäße sind tätig (activ). Steht das Herz still, so steht auch der Kreislauf.

Das Altertum wußte nichts vom Kreislauf. Es kannte keine Haargefäße (Capillaren), welche eine offene Verbindung zwischen Schlag- und Blutadern unterhalten; es wußte nicht, daß die Schlagadern Blut führen und daß jeder Puls eine neue, vom Herzen her eingetriebene Blutportion bezeichnet. Das Blut bewegte sich nach antiker Vorstellung nur in den Blutadern (Venen), während die Schlagadern Luft (Pneuma) führten und daher ihren Namen Arterien (Luftadern) empfingen[11]. Die Bewegung des Blutes konnte daher nur in einem Hin- und Hergehen der Säule, in einem Hin- und Zurückströmen von einem Orte zum anderen bestehen, und da man geneigt war,

---

[11] Auch die Luftröhre führte bei den Alten denselben Namen

jeder solchen Hinströmung einen besonderen, gerade für diesen Fall berechneten Zweck zuzuschreiben, so bekam jede Bewegung unwillkürlich einen inneren Grund, eine innere Ursache, über deren Größe und Bedeutung die einzelnen Schulen sehr verschiedenartig dachten.

Auch in unserer materiellen Zeit haben es Einzelne versucht, dem Blute eine gewisse Selbständigkeit der Bewegung zu sichern. Vergeblich! Der Zustand, die Zusammensetzung des Blutes mag die Bewegung begünstigen oder erschweren; der Grund der Bewegung, die Kraft liegt außerhalb des Blutes selbst. Die Bewegung ist nicht das Leben des Blutes, sondern nur ein Mittel dazu; die Bewegung selbst ist eine Tat des lebenden Herzens, sie ist Muskelarbeit. Denn das Herz ist unser kräftigster Muskel.

So ist es geschehen, daß man immer mehr davon abgekommen ist, das Blut als einen Träger des Lebens oder als einen belebten Teil zu betrachten. Selbst als man längst wußte, daß Körperchen darin enthalten sind, dachte man sich doch nur eine mechanisch bewegte Flüssigkeit, welche, wie ein Strom, die in ihn gelangenden Stoffe mit sich trage und sie hier und da wieder absetze. Man gewöhnte sich das Blut als den Mittelpunkt des Stoffwechsels anzusehen, dem die einzelnen Stoffe auf ebenso grobmechanische Weise zugebracht oder entzogen würden, wie es grobmechanisch bewegt würde. Ja, das ist noch in diesem Augeblicke die Ansicht aller der Naturforscher, welche das Leben von dem grobchemischen Gesichtspunkte aus ansehen.

Für uns, vom Standpunkte der zellularen Theorie des Lebens aus, gibt es allerdings auch ein wirkliches Leben des Blutes, eine innere, lebendige Bewegung desselben im Gegensatze zu der bloß äußeren und mitgeteilten. Das Blut ist nicht bloß die strömende Masse der im Körper wechselnden Stoffe, nicht bloß die Straße des Verkehrs, sondern es enthält zugleich die tätigen Arbeiter, ohne welche der Verkehr unmöglich wäre.

Diese Arbeiter sind die Blutkörperchen. Obwohl sie unter harter Frohne stehen, obwohl sie gehen müssen, wohin sie gedrängt werden, und nicht gehen können, wohin sie wollen, ja, obwohl sie nicht einmal wollen können, so sind sie doch ihrem inneren Wesen gemäß tätig. Diese Tätigkeit ist ihre eigene und der Fortbestand derselben ist an den Fortbestand des Lebens gebunden.

Es mag hier genügen, dasjenige zu erwähnen, was uns gegenwärtig als das Hauptgeschäft der Blutkörperchen erscheint. Das ist der Transport der Gase, das, was wir kurzweg in seinen Enderfolg unter dem Namen der Atmung (Respiration) zusammenfassen. Das Blut strömt vom Herzen und zwar von der rechten Kammer desselben in die Lungen und nimmt hier aus der eingeatmeten Luft Sauerstoff auf. Damit beladen kehrt es zur linken Herzkammer zurück und von hier wird es gewaltsam in die Arterien getrieben. So gelangt es zu allen Teilen der Oberfläche und des Innern. Hier gibt es seinen Sauerstoff mehr oder weniger vollständig ab und nimmt dafür eine andere Gasart, Kohlensäure auf. Damit beladen strömt es durch die Venen zur rechten Herzkammer zurück, um von Neuem in die Lungen getrieben zu werden. Für den Sauerstoff, den es hier aufnimmt, gibt es seine Kohlensäure ab, die mit der ausgeatmeten Luft in die äußere Atmosphäre zurückkehrt.

Das ist der einfache, grobe Hergang, den alle Welt kennt. Aber nur zu selten denkt man daran, und selbst der Arzt erinnert sich dessen zuweilen schwer, daß die Blutkörperchen es sind, an deren Zutun das Alles geknüpft ist. Lassen Sie uns also einen Augenblick diese kleinen Gebilde, diese großen Wohltäter des Leibes, diese fleißigen Arbeiter betrachten.

Jedes Blutkörperchen ist, wie jedes organische Element, ursprünglich eine Zelle. Als solche besteht es aus einem Kern, einer Haut (Membran) und einem zwischen Haut und Kern befindlichen Inhalt. Alle Wirbeltiere, mit Ausnahme der Säugetiere, behalten in ihren Blutkörperchen die Kerne; bei den

Säugetieren und dem Menschen gehen diese später oder früher zu Grunde, und das kreisende Blutkörperchen ist nur ein flaches Bläschen, das innerhalb einer sehr elastischen Haut einen ziemlich dichten Inhalt umschließt. Die Haut ist es, welche dem ganzen Körperchen die Form erhält und den Inhalt zusammenhält, welche also den Bestand des Elementes für eine gewisse Zeit sichert; sie ist durchdringlich für gewisse Stoffe, aber sie setzt anderen Hindernisse entgegen: sie schützt also den Inhalt vor manchen verderblichen Einwirkungen, denen er sonst ausgesetzt sein würde.

Aber das für den eigentlichen Zweck des Blutes Wichtige ist doch der Inhalt. Es ist dies eine im Großen rote Masse, welche nicht bloß dem Blute Farbe, sondern auch der Oberfläche des Körpers, insbesondere den Lippen, den Wangen Colorit gibt. Diese rote Masse besteht außer allerlei anderen Stoffen zu einem großen Teile aus dem eigentlichen Blutfarbestoff, Hämatin oder Blutrot genannt, und dieses ist der Stoff, welcher den Sauerstoff aufnimmt und den Gasverkehr vermittelt. So sind die Blutkörperchen, so lange sie den Blutfarbestoff zusammenhalten und derselbe seine natürliche Beschaffenheit bewahrt, die eigentlichen Atmer (Respiratoren) des Körpers. Bei der großen Arbeitsteilung der lebenden Elemente des Körpers fällt ihnen diese Verrichtung ganz ausschließlich zu.

Um sie aber verrichten zu können, müssen sie an den Ort gebracht werden, wo sie arbeiten können und das Arbeitsmaterial muß ihnen zur Hand sein. Das ist der Sinn des Blutkreislaufes. Nirgends sind die Bedingungen für eine schnelle Arbeit so günstig, wie in den Lungen. Bei jedem Einatmen stürzt die äußere Luft durch die größeren Luftwege (Mund oder Nase, Kehlkopf und Luftröhre) in die Lungen ein und gelangt zuletzt in kleine Säcke, die Lungenbläschen. Hier ist es, wo das Blut, welches, mit Kohlensäure beladen, vom rechten Herzen vorwärts getrieben wird, in die nächste Nachbarschaft der Luft geführt wird. In der Wand der kleinen Lungenbläschen, nur unvollständig gedeckt durch ein ganz dünnes Zellenlager, verbreiten sich die feinsten Haarröhrchen in so großer Zahl, daß die Räume, welche zwischen ihnen übrig bleiben, kaum so viel betragen, als der Raum, welchen die mit Blut gefüllten Haargefäße selbst einnehmen. Die größte Masse von Blut kommt hier in die nächste mögliche Berührung mit der eingeatmeten Luft: die Kohlensäure entweicht aus dem Blute und tritt an die Luft, während zugleich das Blutrot in den Körperchen den Sauerstoff aus der Luft anzieht. Jeder Atemzug erneuert die Luft und führt neue Mengen von Sauerstoff aus der äußeren Atmosphäre dem Blute zu.

Das ist die Lebensluft, welche der Mensch durch Nase und Mund einzieht, welche dem Scheintodten eingeblasen wird. Das ist der Lebensgeist, den das Altertum mit der Seele zusammenwarf und den die griechische Sprache mit dem Atem (Pneuma) unter demselben Namen zusammenfaßt. Daher sagt man noch heute von den Sterbenden, sie „hauchten" ihre Seele aus. Jeder Körperteil, der seine Verrichtungen fortsetzen soll, bedarf der Zufuhr von neuem Sauerstoff oder, genauer gesagt, der Zufuhr von sauerstoffhaltigem arteriellem Blute, und gleichwie der ganze Mensch alsbald erstickt, wenn ihm die Möglichkeit des Atmens abgeschnitten wird, so erstickt auch der einzelne lebende Teil, sobald er nicht mehr vom Blute her Sauerstoff empfängt, sobald er nicht mehr atmen kann.

Die plötzliche Vernichtung der Tätigkeit der edelsten Teile, der Mittelpunkte des Nervensystems bezeichnet man seit alter Zeit als Schlag (Apoplexie). Es ist bekannt, daß am häufigsten eine solche Unterbrechung der Gehirntätigkeit durch die Zerreißung von Blutgefäßen und den Austritt des Blutes in die Hirnsubstanz erfolgt, wobei das Hirn teils zertrümmert, teils der Zufuhr von neuem arteriellem Blute beraubt wird. Aber ich habe gezeigt, daß es eine Art von Schlag gibt, welche sich von diesem „Schlagflusse" oder „Blutschlage" dadurch unterscheidet, daß plötzlich ein Mangel an Blut, eine Unterbrechung der Blutzufuhr stattfindet, indem feste Körper im Innern des Gefäßsystems gebildet werden und die Lichtung der Gefäßröhren unterbrechen (embolische Apoplexie). Fast in demselben Augenblicke, wo das Gefäß verstopft worden ist, schwindet auch schon die Empfindung, der Wille, das Bewußtsein.

Ähnlich, wie mit dem Gehirn, ist es mit den Muskeln. Indem ein Muskel sich zusammenzieht, um den Arm oder das Bein oder sonst irgend einen Teil zu bewegen, so atmet er auch Sauerstoff. Wird die zuführende Arterie verstopft, so ist der Muskel gelähmt; dauert die Verstopfung längere Zeit, so verfällt er in dieselbe Starre, welche wir nach dem Tode an den Muskeln eintreten sehen. Denn in der Tat stirbt der Mensch auch bei dem gewöhnlichen Tode nicht auf einmal: ein Teil nach dem andern verliert das Leben und die Lebenseigenschaften, und erst, wenn das Nervensystem schon völlig todt ist, beginnt das Sterben der Muskeln. Jedoch selbst in der eigentlichen Todtenstarre ist das Muskelfleisch noch nicht ganz todt. Herr Brown-Séquard schnitt einem Hingerichteten den Arm ab, als derselbe starr geworden war, ließ sich dann schnell zur Ader und spritzte sein warmes Blut in die Adern des abgeschnittenen Armes; nach kurzer Zeit wurden die Muskeln wieder weich und reizbar, um später von Neuem zu sterben.

So wechselt Ohnmacht und Scheintod mit Kraft und Leben. Ist das nicht wirklich Lebensluft, die den Teilen zugeführt wird und so mächtige Wirkung an ihnen entfaltet? Vergessen wir dabei Zweierlei nicht. Alle Zufuhr von Lebensluft nützt nichts, wenn der Teil nicht lebt; keine Lebensluft macht einen wirklich todten Teil oder Körper lebendig. Denn die bloße Aufnahme von Sauerstoff erzeugt kein Leben, keine Kraft, keine Verrichtung. Auch der todte Teil nimmt von dem Sauerstoff auf, der ihm dargeboten wird, aber darum lebt er nicht; im Gegenteil er zersetzt sich, er fault, er wird wieder „Staub, von dem er genommen." Welcher Widerspruch! Dasselbe Gas, welches dem Lebenden neues Leben erzeugt, bringt dem Todten die Verwesung, die Auflösung. Ist hier nicht eine Täuschung?

In der Tat, so ist es. Aber nicht die Erfahrung lügt, sondern die Deutung. Der Sauerstoff macht in beiden Fällen dasselbe, nicht das Leben, sondern die Zersetzung. Er bringt dem lebenden Teile nichts anderes, als dem todten, nämlich sich selbst. Und indem er sich mit den Stoffen des lebenden oder todten Teils verbindet, indem er sie oxydiert, indem er so die vorher bestehenden Verbindungen auflöst und zersetzt, so wirkt er in jedem Falle zerstörend, und das Leben würde sich unter seiner Einwirkung nicht erhalten, wenn der organische Teil die durch die Sauerstoffverbindung (Oxydation) verbrauchten Stoffe nicht fort und fort durch neue ersetzte und die alten, verbrauchten schließlich, zum Teil als Kohlensäure, dem Blute zurückgäbe, damit sie aus dem Körper ausgeschieden und entfernt würden. Ohne den Stoffwechsel würde der Sauerstoff also auch die lebenden organischen Teile zerstören, wie er die unorganischen zerstört.

Wir stoßen hier auf die bedeutungsvolle Tatsache, daß gerade diejenigen Vorgänge des Lebens, welche wir als die höchsten und edelsten betrachten, Nerven- und Muskeltätigkeit nur unter Zersetzung des organischen Stoffes, unter chemischer Veränderung des Zelleninhaltes vor sich gehen. Unter einer jeden lebendigen Verrichtung zerstört sich der Körper in gewissen seiner Teile, und ohne eine solche Zerstörung ist die Verrichtung unmöglich. So ist jede Funktion an mechanische Veränderungen der Substanz geknüpft. Aber diese Veränderungen können, so große Verluste sie auch bringen mögen, doch wieder ausgeglichen werden und sie haben zugleich eine sehr große Bedeutung für die Gesamtheit des Organismus.

Die Verbindung des Sauerstoffs mit organischen Körpern, die Oxydation des organischen Stoffes nennen wir Verbrennung. Ist der organische Stoff im besten Zustande der Vorbereitung, so geschieht die Verbrennung unter Freiwerden von Licht; wir sehen die Flamme. Geschieht die Verbrennung sehr langsam oder an sehr zerstreutem Stoff, so fühlen wir nur die Wärme. Das ist es, was im Körper stattfindet. Der Organismus heizt sich selbst, er hat Eigenwärme, und jede Verrichtung steigert dieselbe. Alle Teile des Leibes sind der Verbrennung zugänglich, aber nicht alle tragen in gleicher Weise dazu bei; manche sind starrer und beständiger, andere mehr wechselnd und weniger widerstandsfähig. Aber alle bedürfen einer gewissen Wärme, um sich zu erhalten, und so deckt einer des anderen Bedürfnis. Und für alle bringen die kleinen Blutkörperchen den Sauerstoff herbei, aus dem die Verbrennung erfolgt, mit dem die Heizung besorgt wird. So ist der Organismus ein großer Ofen, der sich von unseren gewöhnlichen Öfen am meisten dadurch unterscheidet, daß er an Holz Überfluß, an Sauerstoff oft Mangel hat, während die gewöhnlichen Öfen an Sauerstoff Überfluß, an Holz oft Mangel haben.

Auch die Blutkörperchen selbst, diese fleißigen Arbeiter, werden endlich durch ihre Arbeit erschöpft und vernichtet. Ihre Substanz zerfällt und aus den Zersetzungsstoffen des Blutrots gehen die Farbstoffe der Galle hervor, Stoffe, welche dem Körper nichts mehr nützen, und welche daher aus demselben entfernt werden. Woher bezieht nun das Blut seinen Ersatz an neuen Zellen? Ist es selbst fruchtbar genug, um sich aus sich selbst zu ergänzen? Bis jetzt ist es nicht gelungen, etwas der Art zu entdecken; vielmehr liegen die Quellen des Ersatzes außerhalb des Blutes selbst. Das Blut ist nicht da erzeugt, wo wir es finden; die Blutkörperchen sind Fremdlinge auf den Bahnen, auf denen sie umgetrieben werden, Auswanderer, die nirgend mehr eine Heimat finden, die auf der Wanderung ihren Untergang erleiden. Soll daher das Blut sich ergänzen, so bedarf es immer neuer Zufuhr von Blutkörperchen, und zwar in dem Maße mehr, als mehr Körperchen zerstört werden oder verloren gehen. Der Verlust selbst muß ein Anreiz zu neuer

Bildung sein.

Und so ist es in der Tat. Nach den größten Verlusten kann sich unter sonst günstigen Verhältnissen das Blut in oft erstaunlich kurzer Zeit ergänzen. Aber von wo ergänzt es sich? Gewöhnlich stellt man sich vor, es geschehe dies aus der Nahrung. Gebe man jemand nur recht zu essen, lasse man ihn recht viel und gutes Fleisch genießen, so wird er schon wieder Blut bekommen. Mag sein, aber das Fleisch allein tut es auch nicht. Mancher wird bei der besten Nahrung immer blasser, und die Bleichsucht ist keineswegs eine Krankheit bloß der Armen und Hungernden. Auch diese oder jene andere Substanz tut es nicht. Seitdem man weiß, daß das Blutrot stets einen gewissen Gehalt an Eisen besitzt, hat man mehr und mehr angefangen, die Blutsarmut mit Eisen zu behandeln, aber es will auch nicht immer nützen. Könnten sich die Blutkörperchen einfach aus ihren Bestandteilen zusammensetzen, gewissermaßen aus ihrer Mutterlauge herauskristallisieren, so würde es wohl gehen, aber jede tierische Zelle braucht ihr Muttergebilde, von dem sie gezeugt wird.

Auch das Blut hat seine Muttergebilde. Es sind dies gewisse Drüsen, namentlich die Milz und die Lymphdrüsen, jene kleinen Organe, welche zerstreut an verschiedenen Stellen des Leibes, z.B. am Halse, in der Achselhöhle oder im Innern der großen Höhlen des Leibes gelagert sind. Hier entstehen immer neue Zellen und von da wandern sie mit der Lymphflüssigkeit dem Blute zu. Dieses ist daher in seinen Zuständen abhängig von der Lymphe und weiterhin von den lymphatischen Drüsen, und die Krankheiten dieser Drüsen haben schnellen Einfluß auf die Mischung unseres edelsten Saftes. In der gewöhnlichsten Drüsenkrankheit, den Skropheln, verarmt das Blut in der Regel schnell an roten Körperchen, und die sorgfältigste Pflege genügt manchmal nicht, um die Mutterorgane wieder so weit in guten Stand zu setzen, daß ein richtiges Mischungsverhältnis des Blutes gewonnen wird.

Das ist das Leben des Blutes: eine lange, wechselvolle Geschichte voller Leiden und Taten, aber in jedem Augenblicke voll von Wichtigkeit für jeden einzelnen Teil, wie für das Ganze des menschlichen Leibes. An vielen Punkten des Körpers liegen die Muttergebilde, die Lymphdrüsen zerstreut, so daß eine Gruppe untätig sein, ja selbst ausfallen kann, ohne daß dadurch das Zeugungsgeschäft neuer Elemente ausgeschlossen wird. Speise und Trank, Luft und Wärme, Reibung und Stoß erregen die Muttergebilde zu gesteigerter Tätigkeit. Aber zu großer Reiz macht Krankheit: die Drüse schwillt, ihre Tätigkeit nimmt andere Formen an, das Blut leidet. Darum ist die Kultur der Haut, die Sorge für die Schleimhäute, die Wahl nicht zu reizender Nahrungsstoffe und Getränke gerade in jener Zeit so überaus wichtig, wo das Entwickelungsleben des jungen Menschen noch in vollster Gestaltung begriffen ist.

Sind aber einmal die Körperchen im Blute angelangt, dann ist die wichtigste Sorge darauf zu richten, daß der Gasverkehr ungestört vor sich gehen könne. Die Kohlensäure entweicht nicht nur durch die Lungen, sondern zum Teil auch durch die Haut; daher ist die Reinlichkeit der Haut durch Waschen und Baden, die Erregung derselben durch frische Luft und Kälte von so hoher Bedeutung. Aber das Wichtigste bleiben doch die Lungen. Denn hier ist es, wo der eigentlich positive Akt, die Sauerstoffaufnahme hauptsächlich erfolgt, und alle Mühe muß darauf verwendet werden, diese Aufnahme so vollständig, als möglich erfolgen zu lassen.

Zweierlei ist dabei von besonderer Wichtigkeit. Die Erfüllung der Lungenbläschen mit Luft erfolgt durch Muskeltätigkeit. Die Atemmuskeln, namentlich das Zwerchfell erweitern durch ihre Zusammenziehung den Brustraum und zwingen so die Luft, in die Lungen einzustürzen. Hemmt man die Atembewegungen durch unpassende Kleidungsstücke, durch Schnürleiber, durch anhaltendes Sitzen, oder lernt man es nicht, die Atemmuskeln ordentlich zu gebrauchen, die Gymnastik der Brust nicht ganz in die Gewalt zu bekommen, so nützt alles Andere wenig. Die Ökonomie des Körpers bleibt dann für immer unvollständig, und wenn sie auch durch allerlei Notbehelf notdürftig geregelt wird, so bringt jeder Ausnahmefall sie doch wieder in Störung.

Aber auch die größte Freiheit, die beste Gymnastik der Brust hilft nichts, wenn die Luft nichts taugt, wenn sie nicht den genügenden Gehalt an Sauerstoff besitzt, oder wenn sie vielleicht gar umgekehrt schädliche Stoffe führt. Unter den Gasen, welche in der Luft verbreitet sein können, gibt es solche, welche positiv schädlich, andere, welche nur negativ schädlich sind, insofern sie nicht im Stande sind, den fehlenden Sauerstoff zu ersetzen. Zu jenen gehört das Kohlenoxydgas, zu diesen die Kohlensäure und der Stickstoff. Das Kohlenoxyd, ein Gas, welches durch unvollkommene Verbrennung von Holz oder Kohlen entsteht und in unseren Öfen so leicht erzeugt wird, wenn die Verbrennung zu früh unterbrochen wird, ist ein wirkliches Gift, denn es verbindet sich mit dem Blutrot, wie Sauerstoff, aber nachdem es sich einmal verbunden hat, so ist es nicht mehr davon trennbar. Jedes Blutkörperchen, das durch die Aufnahme von Kohlenoxyd vergiftet ist, kann der Atmung nicht mehr dienen; es ist verloren. Daher sind schon kleine Mengen von Kohlenoxyd so überaus schädlich. Aber auch jene anderen, mehr negativ gefährlichen Gase häufen sich leicht in der Luft, besonders schlecht ventilierter Wohnungen und Arbeitssäle auf und machen die Atmung unvollständig. Darum sind die Blut- und Lungenkrankheiten in Städten, so viel häufiger, als auf dem Lande, darum bleichen und welken die Menschen bei aller Gesittung des Lebens, darum steigt die Sterblichkeit trotz aller Fortschritte der häuslichen Bequemlichkeit. Gymnastik (Arbeit, Turnen) und Ventilation sind die großen Regulatoren dieser Störungen. Ohne sie krankt das Blut, ohne sie sinkt das Leben, ohne sie gewinnt der Tod immer reichere Beute und die fieberhafte Arbeit unserer Zivilisation beschleunigt nur den Verfall der Generation.

IV.

Das Fieber.

Vortrag, gehalten im wissenschaftlichen Verein der Sing-Akademie zu Berlin, den 11. Januar 1862.

Es gibt ein altes deutsches Fabelbuch, das einst zu den am meisten verbreiteten in unserem Vaterlande gehörte. Aber es ist etwas lange her, daß es geschrieben ward, man sagt im 13. Jahrhundert, und da es bei den meisten in Vergessenheit geraten ist, so läßt es sich Wohl entschuldigen, wenn in unserer fabelreichen Zeit einmal daran erinnert wird. Das Buch führt den Titel „Der Edelstein", und Bonerius, der es gedichtet, hat uns darin nicht bloß einen Schatz vortrefflicher Sittensprüche, sondern auch eine Fundgrube guter, vaterländischer Worte hinterlassen, welche nachher verloren gegangen und durch oft unverstandene Fremdwörter ersetzt worden sind.

Solch' ein verklungenes und erst mit Hilfe von Wörterbüchern zu enträtselndes Wort ist „der Ritte". Von dem Ritten und einem kleinen Tiere, das selbst Goethe nur in einem mephistophelischen Liede zu nennen wagte, handelt die höchst ergötzliche 48. Fabel in dem Buche. Der Ritte erscheint als eine besondere, sprechende und tätige Person, und es dürfte für einen Unerfahrenen schwer sein, nach Durchlesung der ganzen Fabel auch nur zu ahnen, welche Art von Tier es wohl gewesen sein mag. Die Wörterbücher belehren uns, daß es das Fieber war[12], und wenn wir etwa geneigt gewesen wären, aus dem Mangel einer ursprünglich deutschen Bezeichnung zu schließen, daß unsere kräftigeren Vorfahren von dieser Krankheit verschont geblieben seien, so müssen wir jetzt zugestehen, daß wir uns geirrt hatten. Das Wort rito als Ausdruck für Fieber hat sich schon in einem alten St. Galler Pergamentblatt, welches Glossen zu Virgil's Gedichten über den Landbau enthält, aus dem 9. Jahrhundert gefunden, und auch die verwandte angelsächsische Sprache kennt den Ausdruck hridjan (althoch-

---

[12] Der Edelstein von Bonerius, herausgegeben von Georg Friedrich Benecke. Berlin 1816. S. 450 — Graf, Althochdeutscher Sprachschatz. Berlin 1836. II. S. 474-75

deutsch ridan) für fiebern und rideroth[13] für Fieber. Es kann also kein Zweifel darüber bleiben, daß wir hier eine urdeutsche Bezeichnung haben, und die Gelehrten sind nur darüber unsicher, ob sie dieselbe auf rida (zittern) oder rîda (reiten), beides Bezeichnungen, welche auf stoßweise Bewegung, hindeuten, beziehen sollen. Noch bis auf diesen Tag hat sich ein ähnlicher Sinn in dem Worte Rütteln erhalten, und wenn der Ritte bei Bonerius die Schilderung seiner Heldentaten damit beginnt, daß er sagt:

> Ein wip ich marteron began;
> Ich erschotte ir Gelider
> Kreftiklich,

so stimmt dies ganz überein mit der Beobachtung des Schüttelfrostes, mit welchem heftige Fieber zu beginnen Pflegen.

Aber schon vor der Zeit des Bonerius war der Ausdruck Fieber in unsere Sprache eingedrungen. Er findet sich in einer aus dem 12. Jahrhundert stammenden, metrischen Bearbeitung der Bücher Moses[14], wahrscheinlich dem Werke eines gelehrten, in der lateinischen Sprache der römischen Kirche herangebildeten Klosterbruders. Denn es war ja damals die Zeit, wo die Klöster die Pflanzstätten des gelehrten Wissens bildeten, wo Heidnisches und Christliches sich noch in naiver Vermischung befanden und wo Virgil und Galen in den geistlichen Schulen neben Moses und Johannes gepflegt wurden. Mit dem Romanismus, der unser nationales Leben und Treiben so vielfach gefälscht hat, kam auch das Wort Fieber aus dem Lateinischen herüber.

Hat es der Ritte mit dem rüttelnden Frost zu tun so bedeutet

---

[13] Im Trier'schen soll noch heutigen Tages das Wort „rideroth" im Gebrauch sein für „glühendrot"

[14] Graf a.a.D.

Fieber die glühende, wallende Hitze. Denn das lateinische Wort febris (Fieber), welches durch eine Versetzung der Buchstaben aus ferbis entstanden ist, stammt von ferveo (ich glühe, ich walle) und es schließt sich somit ganz eng an das klassisch-griechische Wort pyretos an, welches von pyr (das Feuer[15]) abgeleitet, den Zustand der Fieberglut ausdrückt. Sonderbar genug nimmt sich daher für den, welchem die Geschichte der Sprache und die Wurzeln der Worte offen daliegen, unser kaltes Fieber aus, jene so gangbare Bezeichnung für eine der Hauptformen des Fiebers, für den eigentlichen Ritten[16].

Aber es ist auch ein sonderbares Ding, dieses kalte Fieber. Meint man doch wirklich, daß erstarrende Kälte und glühender Brand darin mit einander gemischt seien: während Hand und Fuß und Stirn eisig anzufühlen sind, zehrt Glühhitze an den Eingeweiden. Welcher Empfindung soll man glauben, der äußerlichen, die jeder mitfühlen kann, oder der innerlichen, die nur der gemarterte Kranke selbst wahrnimmt? Welche Bezeichnung ist die richtigere, die germanische, welche den schweren Anfang des Leidens festhält, oder die hellenische, welche die Störung in ihrem Verlaufe wiedergibt?

Mehr als zwei Jahrtausende sind darüber hingegangen, ehe diese Fragen endgültig beantwortet werden konnten. Das Beobachten der Natur ist gar schwer und die bloßen Sinne sind

---

[15] Man vergleiche das englische fever (Fieber). Ich bemerke übrigens, daß holländisch ridsch und ridsig heiß bedeutet, von ridsen (reizen, hetzen), lasse es aber dahingestellt, ob dies mit rito, ridan etwas zu tun hat.

[16] In dem „Buch der Natur" von Konrad von Megenberg, einem Regensburger Domherrn im 14. Jhd. Kommt sowohl das Wort Fieber (und die Ableitungen fiebern, febrieren, fiebrig), als auch das Wort rit vielfach vor. Dieses wird hauptsächlich für das kalte Fieber gebraucht, jenes für das heiße. Einmal (Ausgabe von Franz Pfeiffer. Stuttg. 1861. 130,9) wird febris geradezu als haizen sühten (heiße Sucht) erklärt.

sehr trügerische Werkzeuge. Sehr langsam, durch die Arbeit vieler einander ablesender Geschlechter werden die Mittel und Wege gefunden, welche ein spätes, wenigstens in der Erkenntnis glücklicheres Geschlecht zum Ziele führen. Zu allen Zeiten haben die besseren Ärzte sich eifrig bemüht, die mechanischen Mittel, welche die fortschreitende Technik jedem Einsichtsvollen zur Verfügung stellt, für ihre Zwecke, die Erforschung und Heilung der Krankheiten zu benutzen; nicht Weniges haben sie durch eigene Erfindung hergestellt. Aber der Gebrauch führt auch sehr leicht zum Mißbrauch, der Gewinn verleitet oft zum Verluste. So geschah es zuerst mit der Uhr.

Schon lange hatte man den Puls gefühlt und gezählt, und man wußte, daß er in fieberhaften Krankheiten von großer Bedeutung sei. Als man in der Uhr ein so sicheres Werkzeug gewann, um die Zahl der Pulsschläge in einer bestimmten Zeiteinheit sicher festzustellen, und eine zuverlässige Vergleichung zwischen früheren oder späteren Pulsbestimmungen zu machen, da verlor sich mehr und mehr der Gedanke, daß das Fieber eine ursprüngliche und wesentliche Beziehung zu der Wärme des Körpers habe. Viele begnügten sich damit, die Hand des Kranken zu fassen, mit ernsthafter Miene die Uhr zu ziehen und den Puls zu fühlen. Für sie war Fieber gleichbedeutend mit Vermehrung der Pulsschläge, und da jeder Pulsschlag einer Zusammenziehung des Herzens entspricht, so schien kein Schluß natürlicher, als daß das Fieber seinen wesentlichen Sitz im Herzen und den Gefäßen hat.

Ein Paar Jahrhunderte gingen hin, ehe man zu der Uhr das Thermometer fügen konnte, ehe man außer der Zeit auch die Wärme messen lernte. Aber kaum war das Thermometer, zumal durch die Bemühungen unseres Landsmanns Fahrenheit aus Danzig, als ein handliches Instrument hergestellt, als es auch die Ärzte zur Erforschung der Körpertemperatur in Anwendung zogen. Daß so endlich zuverlässige Tatsachen zusammengetragen wurden, welche die Fieberfrage ihrer Erledigung zuführten, ist wesentlich ein Verdienst der deutschen Wissenschaft. Wir wissen jetzt, daß auch im Fieberfrost der Körper glüht und daß nur die Oberfläche jene Erkältung erfährt, welche den Kranken selbst und noch mehr seine Umgebung täuschen kann.

So hat unser Jahrhundert wiederum eine jener dunklen Ahnungen, welche die glückliche und unbefangene Naturanschauung des frühesten griechischen Altertums erfaßt hatte, zu einer wissenschaftlichen Wahrheit erhoben. Als Hippokrates im Tempel von Kos die Überlieferungen der Asklepiaden sammelte, fünf Jahrhunderte vor unserer Zeitrechnung, da fand er schon die Lehre von der heißen Natur des Fiebers vor, freilich eingekleidet in manche dogmatische und symbolische Umhüllung, aber doch so weit klar, daß sich das praktische Handeln des Arztes, das kühlende, beruhigende Verfahren darauf folgerichtig begründen ließ. Welcher Triumph für den Allvater der Medizin, daß in unserer Zeit fast gleichzeitig die wissenschaftliche Forschung und die einfache, praktische Erfahrung von ganz verschiedenen Seiten her seine Grundsätze zur Geltung brachten! Während die thermischen Vorgänge des Fiebers wissenschaftlich ergründet wurden, erstand ganz unabhängig davon die Kaltwasserbehandlung und bald wurde die feuchte Kälte in einer noch vor Kurzem ungeahnten Ausdehnung, als der reinste und freilich auch einseitigste Ausdruck der antiphlogistischen Methode, in den verschiedensten Fiebern und Entzündungen mit dem größten Erfolge in Anwendung gezogen. Zuerst unbewußt in den Händen roher Empiriker, später bewußt erforscht und ausgeübt durch wissenschaftlich gebildete Männer, ist die Hydrotherapie gegenwärtig schon ein unentbehrlicher Bestandteil der praktischen Medizin geworden, und wenngleich die Vorstellung jener Enthusiasten, welche in dem kalten Wasser ein Universalmittel zu sehen glaubten und daher neben demselben jede andere Heilkraft zurückwiesen, ihrerseits zu Wasser geworden ist, so ist hinwiederum der Widerstand der altzünftigen Ärzte gegen die Neuerer doch schon so weit überwunden, daß man nicht mehr besorgen darf, anzustoßen, wenn man die Bedeutung der Kaltwasserkur zugesteht. Handelt es sich dabei doch zugleich um ein gewisses Stück nationaler Ehre, denn nicht nur die empirische, sondern auch ein Hauptstück der wissenschaftlichen Begründung der Hydrotherapie ist auf deutschem Boden errungen worden.

So steht jetzt also in klarer Formel, praktisch und theoretisch, gegen einander Glut und Abkühlung, oder, wenn man es einseitig ausdrücken will, Feuer und Wasser. Ich sage, einseitig, denn ich möchte durch diese Formel ja nicht die Vorstellung erwecken, als ob bei der Fieberwärme auch Licht frei würde, oder als ob unter allen Umständen Wasser zu ihrer Beseitigung nötig oder nützlich wäre. Sonst würde nichts natürlicher sein, als daß wir im Sinne der Alten unsere Erfahrungen in eine mythologische Formel brächten, oder geradezu personifizierten. Feuer und Wasser = Apoll und Neptun. Eine solche Gefahr ist vielleicht näher, als man glaubt. Schon erweisen viele Wasserfreunde dem Neptunsgürtel, der nassen Binde um den Leib, eine Art von abgöttlicher Verehrung. Wie viel mehr Veranlassung haben wir, auf Apoll, den lichten Sonnengott zu blicken. Denn er ist es ja, der dem klassischen Altertum als der Erzeuger der Krankheiten und insbesondere der fieberhaften galt[17], und vielleicht ist es nicht unmöglich, seine Spuren noch in unserer Zeit aufzufinden.

Jedermann kennt die schöne Stelle im Anfange der Jlias, wo Phöbos Apollon, erzürnt über die Beleidigung seines Priesters durch Agamemnon, Bogen und Köcher ergreift, um die im Schiffslager vor Troja versammelten Griechen zu strafen. Der Nacht gleich schreitet er heran. Nicht fern von den Schiffen setzt er sich und sendet seine Pfeile. Schrecklich tönt der

---

[17] F. G. Welcker, Zu den Altertümern der Heilkunde bei den Griechen. Bonn 1850. S. 33.

Schall des silbernen Bogens Die Scheiterhaufen der Todten brennen ohne Unterlaß. Neun Tage dauert die schwere Pest. Erst am zehnten Tage, nachdem die Sühnopfer gebracht sind, wird der zürnende Gott besänftigt.

Und so erscheint er wieder, mit seiner Schwester Artemis, in den jammervollen Geschichten der Niobe und der Marpessa, er, der seinen Beinamen Apollon von dem Verderben trägt, das er den Sterblichen bringt. Wir begreifen sie wohl, die gleichsam doppelte Erscheinung des Gottes, desselben, der zugleich der Gott des Lichtes, der Gesänge, der Wettkämpfe, der Flur und des Haines ist; er, der Leben, Gesundheit, Freude spendet, er ist es auch, der Sorge, Krankheit und Tod sendet, gleichdem großen Gestirn des Tages, das bald erwärmend und belebend, bald sengend und tödtend über dem Menschengeschlecht leuchtet. In der gläubigen Anschauung der Alten ist Gott und Gestirn gleichbedeutend. Wir, an große Städte gebannt und mit allem Schutz ausgesuchter Kulturmittel umgeben, wir empfinden den wechselvollen Einfluß der Sonne weniger, als der Landmann und der Reisende; ja auch diese empfinden ihn weniger in unserem Klima, wo die Sonne mildere Strahlen sendet. Anders wirkt ihre sengende Glut in südlichen Ländern, und manch' europäisches Heer hat auch in unsern Tagen die verderbende Wirkung des Sonnenstrahles erfahren. Noch immer klingt das silberne Geschoß des Gottes, und in Fieberglut fällt der Unvorsichtige, der sich seinem Zorne aussetzt.

Wie himmelweit verschieden von uns ist der Mensch, welcher sich von dem freien Leben in der Natur noch wenig entfernt hat! Er ist zunächst von der Witterung abhängig; der Wechsel der Jahres- und Tageszeiten bestimmt die Art seines Lebens und seines Krankseins; die Erde und das Gewässer bringen ihm bald Segnungen, bald Gefahren, je nachdem der lichte oder der umwölkte Himmel ihm günstig oder ungünstig sind. Die Sonne und die Wolke, die Erde und das Meer sind für ihn nicht bloß vier Elemente, wie für den Naturphilosophen; ihm sind es persönliche Erscheinungen, Wesenheiten, mit denen er in ein persönliches Verhältnis tritt, Gottheiten, deren Gnade und Ungnade sich persönlich über ihn ausgießt. Ein kindlicher Zustand, denn das Kind ist es ja vor allen, welches die Personifikation in seinem noch so armen Vorstellungskreise am meisten übt und zu üben befähigt ist, aber auch ein glücklicher Zustand, denn er gibt dem Streben und Hoffen, dem Vermeiden und Fürchten ein nahes und sicheres Ziel.

Hat der Naturmensch die Sonne in Apoll, den Sonnenstrahl in den Pfeil des Gottes, die Fieberursache in die durch diesen Pfeil erzeugte Verwundung des menschlichen Leibes verwandelt, so findet er leicht die Erklärung, warum er davon getroffen wird, leicht das Mittel der Sühne, welches ihn retten kann. Der Zorn des Gottes ist durch Opfer, durch Gebete, durch Beschwörungen zu besänftigen. Die Griechen vor Troja, als sie den schrecklichen Gott versöhnen wollen, bringen ihm Stierhekatomben, waschen im Meere Sünde und Hitze und alles Unreine ab und singen einen Päan. Hier ist Alles in natürlichem, logischem Zusammenhange, und auch die Fieberglut findet ihre natürliche Erklärung, denn sie ist die auf den menschlichen Leib übertragene, in denselben eingebrannte Sonnenglut selbst. Und so begreift es sich auch weiterhin, daß es nicht so sehr im Innern der Wohnungen, als unter freiem Himmel ist, wo das Geschoß des Gottes die Menschen verwundet. Das Fieber der Alten ist vor allen. Dingen das kalte oder Wechselfieber, von dem wir jetzt wissen, daß es den unreinen Aushauchungen des Erbbodens entstammt, nicht das Fieber, wie es unsere Städtebevölkerungen ergreift, meist die kleinen Leute, das geringe Volk, aber, wie die traurigste Erinnerung der jüngsten Tage lehrt, auch die Fürsten in ihren Schlössern, das Fieber, welches die Neueren das Nerven- oder typhöse Fieber genannt, haben, und dessen verderbliche Quellen in dem Zusammenwohnen der Menschen zu suchen sind. Die Wechselfieber sind die Fieber der Campagna, der Sumpfländer, der Flußniederungen; die Nervenfieber sind die Fieber der Städte, der Kasernen, der Gefängnisse.

Was Apoll, der Verderber, den Griechen war, das waren andere, meist zu weniger bestimmter Persönlichkeit ausgebildete Götter bei andern Nationen. Denn der Mensch macht sich seine Götter, wie seine eigene Bildung es zuläßt. Die deutschen Stämme haben keine Göttergesalt gebildet, in der zugleich so viel Seligkeit und so viel Unseligkeit sich vereinigt hätte, als in der von Phöbos Apollon. Der nordische Himmel, das Dunkel der germanischen Wälder, die Fülle nebelzengender Gewässer erregten andere Vorstellungen. Zwar sprechen auch germanische Sagen von Geschossen der Götter, welche den Menschen Krankheiten bringen, aber es ist nicht ein bestimmter Gott, an welchen sich die Vorstellung knüpft. Neben den Göttern tritt das verderbliche Geschlecht der Riesen, welche in der griechischen Mythologie so früh überwunden werden, in den Vordergrund. Vor allem aber find es die Elben, Alben oder Elfen, die Gottheiten der Wiese, des feuchten Waldes, des Flußgestades, welche das Fieber bringen. Der Alb besteigt selbst den Menschen und reitet auf seiner Brust, die unter der schweren Last zusammengepreßt wird[18].

Die Deutschen Götter sind längst vergessen, wie so vieles andere deutsche. Der Alb allein ist geblieben und noch immer reitet er auf unserer Brust, obschon wir schier vergessen haben, daß er mit dem Elbfluß mehr zu tun hat, als mit dem Alpengebirge. In dem schon erwähnten Gedichte des 12. Jahrhunderts heißt es auch: rite iouch fieber (es reite euch Fieber), und es ist wohl kaum zu bezweifeln, daß der Ritte (rito) dem Alb nahe verwandt ist, denn auch das alte Fieber drückt die Brust zusammen, daß der Atem schwer wird und der Kranke zu ersticken meint, wie unter der schwersten Last. Es umfaßt

---

[18]   Simrok, Handbuch der deutschen Mythologie. Bonn 1853. I. S. 543.

ihn, als ob die Beine eines Reiters sich eng seinem Körper anpreßten, und die rein innere Störung, welche wesentlich in einer Hemmung des Zwerchfelles oder des Herzens beruht, wird nach außen auf eine bestimmte Person übertragen. Das ist ja an sich nichts Auffälliges. Auch die Römer waren dahin gekommen, das Fieber zu personifizieren und daraus eine Göttin zu machen. In Rom allein standen drei Tempel der Dea febris, und es versteht sich wohl von selbst, daß ihr, wie Apoll, sowohl die Gewalt, krank zu machen, als die Kunst des Heilens zugeschrieben wurde.

Vor dem Christengotte sanken die Tempel Apolls und der Dea febris, vor ihm zerflossen die Gestalten der Riesen und Elben in Nebelgebilde. Aber das Gedächtnis der Völker ist zähe. Sollten denn nun plötzlich alle die alten Götter nichts sein? Sollten — um bei unserem Gegenstande stehen zu bleiben, — die Krankheiten von dem Gotte herkommen, der die Liebe selbst ist? Hatte nur der Würgengel des Herrn, wie in der altjüdischen Tradition, die Gewalt, das Leben hinwegzunehmen? Gab es nicht neben dem allgütigen Herrscher des Himmels und der Erden ein böses Prinzip, dem die leiblichen und geistigen Schäden des Menschengeschlechtes zuzuschreiben waren? Alte Erinnerungen aus der ägyptischen und persischen Religionsgeschichte belebten sich und gewannen Gestalt. Sie knüpften sich, oft genug begünstigt durch christliche Priester, an die eben gestürzten heidnischen Gottheiten. Eine neue Feuergestalt, nicht mehr der lichte Sonnengott, sondern ein finsterer Fürst der Unterwelt, erstand in der gefürchteten Person des Teufels. Um ihn sammelten sich die kleinen Teufel, die Bösen schlechthin. Die Holden unserer alten Religionslehre wurden zu Unholden; der Alb nahm die Spukgestalt eines Koboldes an, den die gelehrte Sprache mittelalterlicher Mönche als Incubus bezeichnete, und wieder wurden Brandopfer dargebracht, die scheußlichsten, welche jemals das Menschengeschlecht gesehen hat, weil inmitten einer gebildeten Bevölkerung der überlegte Fanatismus, der verstockteste Aberglauben Menschen zum Scheiterhaufen führte, um den Namen Gottes zu heiligen.

Man verbrennt keine Hexe mehr, man beschuldigt kein altes Weib mehr, einem Menschen durch bösen Blick oder durch Zauberworte unter Anrufung des Bösen ein Fieber oder einen „Hexenschuß" angetan zu haben. Aber noch immer geht der Teufel unter den Leuten um, und selbst die wissenschaftliche Medizin hat noch in der neuesten; Zeit, sowohl in Deutschland, als anderswo, aus katholischem und protestantischem Lager, wohl durchdachte Systeme der Pathologie hervorgehen sehen, welche die Krankheit vom Teufel selbst oder wenigstens von der Erbsünde herleiten und das eigentliche Heilmittel in Beschwörungen, in Gebeten und Sakramenten finden.

In der Wissenschaft haben solche Versuche, das tief innerliche Ahnen religiösen Strebens in die Deutung der Naturvorgänge hineinzutragen und das Dogma auch zu einer äußerlichen Gewalt, ja zur wirklichen Herrschaft über die Erfahrung zu bringen, keine Hoffnung mehr. Die Zeit ist vorüber, wo die Kirche eine solche Elastizität besaß, daß sie sich jeder Erscheinung des äußerlichen Lebens anpassen konnte, wo sie also auch jedem Wissen über Natur und Mensch einen geeigneten Platz in ihrem System anzuweisen vermochte, wo Wissen und Glauben Eins waren und die persönliche Einwirkung Gottes oder der Heiligen, des Teufels oder der Unholden eine jederzeit fertige Erklärung für jedwedes Vorkommnis bot. Man mag diesen Mangel der Kirche beklagen. Haben doch auch die Alten, ja hat noch unser Schiller den Untergang der Götter Griechenlands beklagt. Die Phantasie verliert mit jedem Fortschritt des Wissens an Spielraum, der Dichter trauert, aber das Menschengeschlecht, das berufen ist, seinen Entwicklungsgang zu einem immer mehr bewußten, männlich ernsten und vollendeten Wissen fortzusetzen, ist um eben dieses Zweckes willen genötigt, in dem wirklichen Geschehen nach den wirklich erkennbaren Kräften zu forschen und die Symbolik fern zu halten von den Geschäften. Auch die Wissenschaft ist allmählich ein überaus ernsthaftes Geschäft geworden, dem durch bloße Inspiration, ja durch bloßen „Takt" nicht mehr beizukommen ist. Ein geübter Arzt kann die Fähigkeit erworben haben, die Zahl der Pulsschläge und der Temperaturgrade eines Fieberkranken durch bloßes Zufühlen zu schätzen, aber bevor er diese Fähigkeit erlangt, muß er Uhr und Thermometer fleißig handhaben, und auch wenn er dies getan hat, so wird es in wichtigen Fällen immer besser sein, sich nicht mit der Schätzung zu begnügen, sondern die technischen Hilfsmittel selbst anzuwenden.

In unserer Zeit der immer reicheren Entfaltung der Technik ist auch die Wissenschaft vom Leben, gesundem und krankem, genötigt gewesen, immer mehr mechanische Hilfsmittel zur Erforschung und Behandlung des menschlichen Leibes und seiner Tätigkeiten zu Hilfe zu nehmen. Arbeitet doch in diesem Augenblick, Dank der einsichtsvollen Munifizenz des Königs von Bayern, im physiologischen Institut in München eine eigene Dampfmaschine, um vermittelst der sinnreichsten Vorrichtungen die stündlichen und täglichen Ausgaben des Körpers an Kohlensäure, diesem wichtigen Faktor des Atmens, festzustellen. Auch dem Biologen erleichtert die fortschreitende Technik die einförmige, ermüdende Arbeit. Aber nicht bloß die Hilfsmittel sind technische, sondern auch die Vorstellungen über den Hergang und das Geschehen des Lebens sind mechanische geworden. Weder Apoll noch her Teufel, weder die Erbsünde des Menschengeschlechts, noch die Sprüche der Hexen und Zauberer lassen irgend ein wissenschaftliches Verständnis zu; das persönliche Einwirken übernatürlicher Gewalten bringt durchaus fremdartige. Motive in die Betrachtung der Naturvorgänge.

Das Thermometer zeigt uns, was sie alle nicht zu leisten im Stande waren. Wir wissen jetzt, daß die mittlere Körpertemperatur gesunder Menschen zwischen 36° und 37° des hundertteiligen Thermometers schwankt, am häufigsten 37° beträgt. In der Erzeugung und Erhaltung dieser Temperatur ist der Körper nur zum Teil abhängig von der äußeren Wärme, welche ihm als solche unmittelbar zukommt. Die umgebende Luft kann sich um viele Grade erhitzen oder erkälten, und doch ist der Körper im Stande, seine Eigenwärme zu behaupten. 30° mehr oder weniger in der Atmosphäre ändern die Eigenwärme des Körpers oft nicht um ½°. Das Gefühl des Kalt- oder Warmseins ist gar kein Maßstab für die wirkliche Temperatur des Körpers; es bezeichnet nur den jeweiligen Zustand der Hautnerven, am häufigsten die Empfindung der Differenz, und schon so begreifen wir es, daß der Fieberkranke bei derselben Blutwärme das eine Mal Frost, das andere Mal Hitze empfinden kann. So schlecht ist es mit unserem Bewußtsein bestellt, daß wir häufig den Zustand unseres eigenen Leibes ohne technische Hilfsmittel nicht einmal abzuschätzen vermögen.

Unvollkommenes Geschöpf, wenn es sich auf seine Gefühle, auf seine Ahnungen, auf sein bloßes Bewußtsein verlassen will! Und doch, wie vollkommen, wenn die schön geordnete Mechanik seines Leibes ohne sein eigenes Wissen in regelmäßiger Arbeit ist, wenn alle Regulatoren wirken. Sinkt die äußere Tätigkeit, so beginnt die innere Tätigkeit der Organe. Wie in einem Ofen, verbrennen die Stoffe; durch die Lungen dringt das Phlogiston, die brennende Luft, der sogenannte Sauerstoff ein, und hinwiederum entweicht durch sie der größere Teil der verbrannten Stoffe, in Form von Kohlensäure, wie sie aus dem Ofen entweicht, nachdem das Holz in Luft verwandelt ist. So erwärmt sich der Körper. Steigt dagegen die äußere Temperatur, so treten die Regulatoren in Wirksamkeit, um die innere Erhitzung nicht überhand nehmen zu lassen. Die Haut beginnt feucht zu werden, die verdampfende Feuchtigkeit bindet Wärme, der Körper kühlt sich trotz der heißen, Umgebung ab. Der Durst erwacht, wir nehmen kühles Getränk, welches nicht nur durch seine niedere Temperatur wohltätig einwirkt, sondern auch der Haut neue Verdampfungsflüssigkeit zur Verfügung stellt. So vollkommen arbeiten diese und andere Regulatoren, daß jenes Gleichgewicht der Funktionen, welches das Gefühlt des Wohlseins erzeugt, auch unter den ungünstigen Verhältnissen eine ziemlich lange Zeit erhalten werden kann.

Die natürliche Eigenwärme ist also keineswegs, wie die Alten meinten, eine eingeborene, gleichsam eine Mitgift der Götter, und somit selbst göttlich; sie ist auch nicht ein unaufhörlich erneuertes Geschenk der Sonne, jenes guten Gestirns, das unserer Erde als unentbehrliche Wärmequelle dient; sondern sie ist ein selbständiges Erzeugnis des Körpers, ein Arbeitslohn tätiger Organe. Und nicht allein die Wärme des gesunden Leibes ist es: auch die Fieberglut des kranken Körpers hat keine äußere Quelle; auch sie ist ein Erzeugnis innerer, chemischer Umsetzungen der Stoffe, der Ausdruck eines wirklichen inneren Brandes. Dieser Brand verzehrt nicht bloß die von außen mit der Nahrung eingeführten Stoffe, sondern er ergreift die Gewebe des Körpers selbst; je schwerer das Fieber, um so schneller zehrt es, um so früher kommt jene so erschreckende Abmagerung, welche den lange andauernden Fiebern den Namen der Zehr- oder hektischen Fieber gegeben hat.

Wenn man weiß, daß der Mensch in der eisigen Polarzone, wo das Quecksilber gefriert, und m der dörrenden Glut der Tropen, wo die Sonne senkrecht auf den Scheitel ihre Strahlen wirft, seine mittlere Wärme behaupten kann, so schließt man leicht, daß in dem Fieber nicht so sehr die Temperaturgrade des Körpers abweichend sein können, als vielmehr, daß die Regulatoren eine Störung erfahren haben müssen. Und in der Tat, das Thermometer lehrt uns, daß in der Mehrzahl der Fieber die Körpertemperatur nur bis 38° und 39° des hundertteiligen Thermometers, also um beiläufig 2° steigt, und daß nur in den schwersten Nerven- und Wechselfiebern, so wie in manchen Entzündungs- und Ausschlagsfiebern die Temperatur des Blutens 40° und 41° erreicht, also 3—4° über das natürliche Mittel sich erhebt. Eine so geringe Steigerung der inneren Temperatur ist fast unerträglich, der Durst wird unstillbar, die Brust hebt sich immer schneller, um kühlere Luft einzufangen, hastig arbeitet das Herz, unruhig wird der Körper hin und hergeworfen, der Geist wird aufgeregt, widerwillige Gedanken erheben sich in immer gestümerem Gedränge, immer mehr der Selbstbestimmung entzogen, und endlich erschöpft sich der organische Bau in seinem innersten Bestandteilen, weil die Regulatoren nicht ausreichen, dem fortschreitenden Verbrauch der Körpergewebe Einhalt zu tun.

Es ist also dringend wichtig, daß diesem Verbrauch so früh als möglich Einhalt geschehe. Zuweilen geschieht dies, wenigstens für eine gewisse Zeit, freiwillig. Ein solches Ereignis hat man die Entscheidung (Krisis) genannt, und als Beispiel dafür dient hauptsächlich das kalte Fieber.

In diesem nämlich setzt sich jeder Fieberanfall aus drei regelmäßigen Stadien zusammen. Zuerst empfindet der Körper die eingetretene Störung als Frost; dann kommt die Glut zu freier Erscheinung; endlich folgt der Schweiß und mit ihm die Krise und darauf eine oft lange Zeit des Nachlasses, bis in einem neuen Anfalle derselbe Verlauf der Stadien sich wiederholt. Da nun aber den meisten Fiebern des Südens etwas Intermittierendes, etwas vom Wechselfieber anhaftet, und die meisten ein bestimmtes, regulatorisches Stadium erkennen lassen, so mußte sich natürlich den alten Ärzten die große Bedeutung der Krisen, wie sie sie einmal aufgefaßt hatten, immer wieder vor Augen stellen. Aber nicht immer ist Schweiß das Zeichen eines wirklichen Nachlasses. In den Zehrfiebern dauert der innere Zerstörungsprozeß fort, auch während der Kranke in Schweißen zerfließt, und in den Nervenfiebern folgt oft Einem Schüttelfrost wochenlange Hitze, mit abwechselndem Steigen und Fallen der Temperatur, und wenn nach langer, langer Zeit die kritischen Ausscheidungen kommen, so sind sie nicht sowohl die Mittel der Besserung, als die Folgen derselben.

Überhaupt läßt sich die verwickelte Mechanik des Fiebers nur begreifen, wenn man die eigentümliche Mechanik des Körpers anschaut. Man darf sich den Körper nicht denken als eine in sich todte Masse, in welche wie die Griechen sagten, der Hauch, das Pneuma, oder wie die alten Juden es ausdrückten, der lebendige Odem eingeht, um Alles in Tätigkeit zu fetzen. Auch darf man sich den Körper nicht vorstellen wie eine eigentliche Maschine, welche die Seele nach ihren Absichten regiert. Im Gegenteil man muß den Leib auffassen als einen vielgliedrigen, durch und durch belebten Organismus, dessen einzelne Teile allerdings mechanisch arbeiten, aber von denen doch jeder einzelne zugleich den Grund seiner Tätigkeit, das Leben in sich selbst hat. Viele Leben sind hier zu einem Gesamtleben vereinigt, viele Sonderexistenzen mit unabhängiger Lebens- und Wirkungsfähigkeit sind in eine gemeinsame Abhängigkeit zu einander gesetzt, und in dieser Abhängigkeit werden die einen von den andern beeinflußt, jede nach ihrer Art und der Art der andern. Manche sind höher ausgestattet und darum edler und wichtiger in dem großen Gemeinwesen, andere sind schwächer, klein, arm und vereinzelt, von geringer Bedeutung scheinbar, und doch in Fällen der Not schwer entbehrlich.

So ist der Leib des Menschen, und ebenso der des Tieres und der Pflanze, überhaupt nur zu vergleichen mit organischen Einrichtungen, wo lebendige, mit eigener Selbstbestimmung begabte Einzelwesen mit einander in Beziehung treten, also nur mit der Familie, dem Staate, der Gesellschaft. Auch hier stehen die Kleinen und Unmächtigen neben den Großen und Gewaltigen, der gemeine Mann neben dem Magnaten, alle als lebendige Glieder eines größeren Ganzen, jedes mit eigenem Leben und Wesen, das seinen besonderen, individuellen Ausdruck hat. Auch in dem Leben der Staaten und der Gesellschaft spricht man von Fiebern und deren Krisen, um so häufiger, je mehr die natürlichen, regulatorischen Kräfte gefesselt sind.

Wo liegen nun in der gesellschaftlichen Zusammenfügung des menschlichen Leibes die großen, regulatorischen Einrichtungen? Sie liegen zunächst im Blute und im Nervensystem. Das Blut ist das Mittel des Verkehrs der Stoffe; in seinen Gefäßen, den Verkehrsadern strömt es zu allen Teilen und kehrt nach langem Umlauf, vielfach verändert, zurück zum Herzen, um von da wieder durch die Lungen, das große Emporium des Gasaustausches, getrieben zu werden. Von dort bringt es den Sauerstoff mit, welcher die Stoffe verbrennt, und dahin führt es die Kohlensäure zurück, welche aus der Verbrennung hervorgegangen ist. Aus dem Blute schöpft jeder Teil seinen Anteil an Stoffen, an das Blut gibt jeder zurück, was für ihn unbrauchbar geworden ist. Kann man sich noch wundern, daß das Blut auch eine Quelle allgemeiner Störung, der Mittelpunkt konstitutioneller Erkrankung werden kann? Auf diesen verschiedensten Wegen dringen schädliche Stoffe in das Blut ein, und indem sie von da in die einzelnen Teile gelangen, werden sie ein mächtiges Ferment für innere Verletzungen. So entstehen die Infektionsfieber, bei denen das Blut sich zunächst verunreinigt durch allerlei verdorbene Substanzen, der Mehrzahl nach chemische Stoffe, die aus der Zersetzung organischer, pflanzlicher oder tierischer Körper entstanden sind. Der Erdboden, die menschlichen Wohnungen, die Nahrung und das Gewerbe können die Gelegenheit zu solchen Zersetzungen bieten, aber auch der eigene Körper kann das Material hergeben und so zu der schlimmsten, weil geheimnisvollsten Infektion, zur Selbstinfektion Veranlassung geben. Dahin gehören viele der sogenannten Wund- und Entzündungsfieber, wie man sie insbesondere in überfüllten Spitälern, und daher so oft im Gefolge großer Schlachten sich ausbilden sieht.

Aber nicht jede Infektion des Blutes bringt Fieber hervor.

Die Cholera ist eine der schlimmsten Infektionskrankheiten und doch nicht wesentlich fieberhaft; ja m ihren schweren Formen bedingt sie eine so erhebliche Abnahme der Eigenwärme, daß man ihr mit Recht den Namen der eisigen beigelegt hat: Cholera algida. Die Verunreinigung des Blutes bringt nur dann das Fieber, wenn zugleich das Nervensystem in seinem wichtigsten Teilen mit ergriffen wird, wenn also vom Blute aus die schädlichen Stoffe in gewisse nervöse Teile eindringen. Nun gibt es aber viele Wege zum Nervensystem, unter denen die Blutbahn nur einer ist, und so gibt es denn manches Fieber, bei dem zunächst wenigstens das Blut ganz unbeteiligt ist und eine Verunreinigung ganz ausgeschlossen bleibt. Das sogenannte Nervenfieber, der Typhus gehört in diese Klasse aber nicht, denn gerade er ist eine so ausgemachte Infektionskrankheit, daß, wie die neueste Erfahrung lehrt, gerade bei ihm der Verdacht auf wirkliche Vergiftung ganz nahe liegt. Ursprüngliche Fieber des Nervensystems dagegen sind in populärer Weise bekannt genug. Dahin gehört das Liebesfieber, von dem die Geschichte der Medizin so wundersame Beispiele kennt. Dahin könnte man das Kanonen- und das Demokratenfieber zählen, wenn die Temperaturerhöhung dabei wirklich nachgewiesen wäre. Sicher kann man aber dahin jenes Zehrfieber rechnen, welches durch übermäßige und anhaltende Anstrengung, sei es körperliche, sei es geistige, hervorgerufen wird, nachdem die Konstitution schon vorher erschöpft, das Nervensystem geschwächt ist. Denn in allen Fällen konstitutioneller Schwäche, bei ursprünglich schwächlicher Anlage, bei mangelhafter Ernährung, bei Erschöpfung durch Arbeit, ist auch das Nervensystem zu febriler Aufregung geneigt.

Wir sind gewohnt zu sagen: Aufregung. Darunter darf man sich aber durchaus nicht vorstellen, daß im Fieber eine größere Kraftentfaltung von Seiten des Nervensystems als Regel vorkommt. Im Gegenteil, alle größere Kraftentwicklung geschieht nur stoßweise, für eine beschränkte Zeit, und wo sie geschieht, ist sie vielmehr auf eine gesteigerte Reizbarkeit zu beziehen. Eine solche ist aber viel mehr ein Zeichen von Schwäche, als von Stärke. Und wirklich weisen alle Erscheinungen darauf hin, daß bei jedem Fieber, es mag entstanden sein wie immer, der Grundcharakter der Nerventätigkeit und zwar gerade der regulatorischen Tätigkeit der einer zunehmenden Schwäche und Widerstandslosigkeit ist. Von vorn herein zeigt sich häufig ein sehr ausgesprochenes Gefühl der Ermüdung und Kraftlosigkeit, die Muskeln gehorchen nur träge den an sie gemachten Anforderungen, man dehnt und streckt sich, wie nach großer körperlicher Anstrengung, man ist unlustig zu jeder Tätigkeit, zu jedem Genuß, man fröstelt vor dem leisesten Lufthauch, kurz man nimmt an allen seinen Teilen eine Störung wahr, welche nicht so sehr die Teile in ihrem eigentlichen Wesen und Sein, als vielmehr in ihren Beziehungen zu einander trifft. Das allgemeine Gleichgewicht der Teile ist aufgehoben und damit das Gefühl der innern Disharmonie gegeben.

Diese Disharmonie tritt bald noch stärker hervor. Die Zusammenziehungen des Herzens steigern sich, der Puls wird häufiger, während alle anderen Muskeln träger sind. Äußerer Frost stellt sich ein, während die innere Wärme immer glühender wird. Wir können leicht begreifen, warum die Oberfläche Körpers kalt wird, trotzdem daß das Blut heißer als gewöhnlich ist, denn die Blutgefäße der Haut ziehen sich zusammen, verengern sich, bis nur noch so wenig Blut in sie einströmen kann, daß die Zuströmung die durch Strahlung sinkende Temperatur der Oberfläche nicht einmal auf der normalen Höhe erhalten kann. Aber die Zusammenziehung der Gefäße ist doch eine Erscheinung, welche, wie die vermehrte Tätigkeit des Herzens, auf eine ungewöhnliche Arbeit der zusammenziehenden Teile hinweist; wie sollen wir darin ein Symptom der Schwäche erkennen? Und doch ist es ein solches. Denn im natürlichen Gange des Lebens wirkt das

Nervensystem überall als ein Moderator. Es ist diejenige Einrichtung, welche in dem organischen Gemeinwesen nicht nur zwischen den Teilen vermittelt, sondern auch die Zufuhr des Blutes reguliert, indem es sowohl die Bewegungen des Herzens, als die Weite der Gefäße verändert. Verliert es die Fähigkeit, diese vermittelnde oder regulatorische Tätigkeit zu üben, wird es in seinen eigentlich zentralen Elementen gelähmt, so mögen immerhin einzelne Teile des Körpers, ja sogar einzelne Abschnitte eine gesteigerte Tätigkeit entfalten; die Tatsache wird dadurch nicht geändert, daß der Körper in seinen wichtigsten Teilen, gleichsam in seinem Kern eine gefährliche Schwächung erfahren hat.

Je deutlicher sich diese Überzeugung bei den Ärzten der neueren Zeit festgestellt hat, um so mehr ist eine Vorstellung zurückgedrängt worden, welche noch vor wenigen Decennien in Deutschland die größte Anerkennung gesunden hat, die nämlich, daß das Fieber an sich eine heilsame Reaktion des Körpers gegen irgend eine in ihn eingedrungene oder in ihm entstandene Störung sei, und daß diese Reaktion in der Krise ihren natürlichen Abschluß, gleichsam ihren Sieg erringe. Diese Vorstellung hat nicht wenig dazu beigetragen, die Ärzte an das sogenannte exspektative Verfahren und manche an das bloße Zusehen, an das Abwehren neuer Schädlichkeiten zu gewöhnen, und obwohl auch dieser Nihilismus sein Gutes gehabt hat, indem er dem Aderlassen und der übermäßigen Häufung zusammengesetzter und gefährlicher Arzneimittel endlich bestimmte Schranken gesetzt hat, so läßt sich doch nicht leugnen, daß er auch sehr viel dazu beigetragen hat, die ärztliche Kunst vielfach in Mißkredit zu bringen und in Kreisen, welche sich selbst als die Träger der vollkommensten Bildung zu betrachten pflegen, dem gröbsten Scharlatanismus die Tür zu öffnen. Auf diese Weise sind wir dahin gekommen, daß manche Salons europäischer Residenzen Szenen reproduzieren, wie sie einstmals eine gaunerische Priesterschaft in den

Tempeln Apoll's und Aesculap's aufführte, Incubationen und Epoden, wie sie in alter Zeit aus dem wüsten Zauberlande Thraziens mitten in die hellenische Kultur hineingetragen wurden.

Vom Standpunkt des gesamten Organismus, der Körpereinheit oder besser Gemeinsamkeit aus betrachtet, ist das Fieber weder eine Reaktion noch auch Wesentlich eine Aktion, sondern vielmehr eine Passion, ein Leiden. Diesem Leiden wird ein Ziel gesetzt durch die Herstellung des Gleichgewichtes in den Funktionen. Die vermehrte Verbrennung der Organteile, die gesteigerte Tätigkeit des Herzens müssen herabgesetzt, die Schwächung des Nervensystems, die verminderte Tätigkeit der Sekretionsorgane müssen gehoben werden. Die Individualität des Kranken, der besondere Zustand seiner Organe, die Natur der Fieber erzeugenden Ursache, die Zeit der Krankheit und vieles Andere entscheiden über die Wahl der Mittel, welche dazu dienlich sind und welche ganz verschieden gegriffen werden müssen je nach den Umständen. Das eine Mal wenden wir uns direkt gegen die Hitze, das andere Mal gegen das Herz, und wieder in anderen Fällen stärken wir das Nervensystem oder ändern die Blutmischung oder erregen die Sekretionsorgane.

Das ist das, was man die hippokratische Methode nennt. Individualisierung des Falles, Analyse desselben mit allen Hilfsmitteln der Technik, mit aller Anstrengung der Sinne und des Geistes, Wahl der Mittel nicht nach dem Krankheitsnamen, der mit der Zeit wechselt, sondern nach der Eigentümlichkeit des Falles. Die hippokratische Methode von heute gleicht in den Einzelheiten ihrer Ausführung, in der eigentlichen Praxis der von Hippokrates selbst geübten überaus wenig, aber in ihren Grundzügen ist sie dieselbe geblieben. Sie ist die Grundlage der wissenschaftlichen Medizin, und wenn wir für unsere Nation das Vorrecht in Anspruch nehmen können, daß sie trotz ihrer Zersplitterung und, der dadurch auch für die Wissenschaft hervorgehenden Hemmungen auch in diesem Streben die vorderste geblieben ist, so dürfen wir vielleicht hoffen, daß es ihr beschieden sein werde, auch den praktischen Einfluß, welchen geläuterte Erfahrungen über Leben und Krankheit auf die innere Verbesserung des Volkslebens ausüben können, vollständiger durchzuführen, als es in Griechenland der Fall war. Hippokrates starb in demselben Jahrhundert, wo der treulose Philipp von Macedonien den in sich uneinigen griechischen Staatenbund über den Haufen warf. Die Gährungen der folgenden Zeit hinderten jede tiefer in das Leben eingreifende Entwickelung der Wissenschaft, und das denkwürdige Buch des Hippokrates über Luft, Wasser und Orte ist bis auf diesen Tag nur ein Symbol geblieben, an dem wir sehen können, was zu leisten gewesen wäre für das Wohl der Gesamtheit, wenn eine fortschreitende wissenschaftliche Schule das Volk allmählich mit dem Schatze von Erfahrungen vertraut gemacht hätte, welchen die Nachkommen Apoll's schon damals in so reicher Fülle gesammelt hatten. Die heutige Medizin hat diese Erfahrungen und die sich daran knüpfende Aufgabe in sich aufgenommen; möge es ihr gelingen, auch durch die Tat zu zeigen, daß ihre Wissenschaft von dem Gotte des Lichtes selbst abstammt, also selbst göttlich ist, — was rechtlich nicht bezweifelt werden kann. Denn noch leben zahlreiche Zeugen dafür, — die Raben. Sie waren einst weiß und wurden erst schwarz durch einen Fluch Apoll's bei Gelegenheit der Geburt seines Sohnes Aeskulap — um eines Umstandest[19] willen, der in das Ehescheidungsgesetz gehört und sich daher hier nicht gut erzählen läßt.

---

[19] Preller, Griechische Mythologie. Leipzig 1854. I. S. 322

Originalausgabe

in Fraktur

Seiner lieben, treuen Freundin

Sophie Müller

in Homburg vor der Höh'.

Es sind jetzt schon mehr als vier Jahre her, seitdem Sie mir Ihr Herz über meine Gedenkrede auf Johannes Müller eröffneten. Sie sagten damals: „Sie schildern, mit der wahren Pietät vor einem großen Forscher, nicht allein ein bedeutendes Menschenleben, Sie schildern einen ganzen Zeitabschnitt der Geschichte mit seinen Kämpfen und Siegen, mit seinem Reichthum und seiner Armuth. Die Hauptmomente fallen in die Zeit meiner Jugend, wo die Seele so leicht sich begeistert für Großes und Edles; begreifen Sie nun, wie die 63jährige Alte mit jugendlicher Frische Ihre Rede gelesen hat." Sie beklagten es, daß ein solcher Forscher unbefriedigt aus der Welt gehen mußte; Sie wiesen darauf hin, daß Wissen allein den Geist nicht befriedigt; Sie trauerten darüber, daß der

jetzige Stand der Naturforschung von Gott ab=
führe.

Wenn ich jetzt wieder zu Ihnen komme und
Ihrem milden Urtheile einige Bilder und Betrach=
tungen aus der lebendigen Natur unterbreite, so
fühle ich wohl, daß auch diese keinen Anspruch
darauf machen dürfen, Ihren Anforderungen an die
Naturforscher zu genügen. Denn zu keiner Zeit
bietet unsere Forschung einen wirklichen Abschluß
dar. Wir sind, wie auf einer großen Reise, und
keiner von uns hat die Aussicht, das Ziel zu er=
reichen. Immer neu eröffnet sich vor uns das Land
des Nichtwissens, und was wir wissen, läßt uns
unbefriedigt. Das Wissen selbst ist ja mehr ein
Flüssiges und allein der Glaube hat das Vorrecht,
in jedem Augenblick stetig zu sein. Aber auch der

Gläubige weiß nicht, was er doch wissen möchte, sondern er hofft nur zu wissen. In dieser Hoffnung findet er den Trost für die Unvollkommenheit alles Irdischen und er verzichtet in Demuth auf das Unerreichbare. In guten Werken rüstet er seine Seele für eine schönere Zukunft.

Nicht anders ist der Weg des Naturforschers. Denn gleichwie es eine Hoffnung des Forschens und eine Gemeinschaft der Wissenden giebt, so giebt es auch eine Demuth des Wissens, eine Resignation des Erkennens. Arbeit ist auch uns der beste Lohn, und die höchste Befriedigung außer dem Forschen gewinnen wir dann, wenn es uns gelingt, unsere Wissenschaft in das handelnde Leben einzuführen und sie nicht blos dem materiellen, sondern auch dem sittlichen Fortschritte der Mensch=

heit dienstbar zu machen. Unsere Zeit aber bietet ja gerade das schöne Schauspiel dar, wie täglich mehr und mehr Wissen und Können in Eins zusammengehen, wie forschende Gelehrte zugleich thätige Bürger werden, wie die früher abgeschlossene Wissenschaft in das ganze Volk eindringt und in ihm lebendig fortarbeitet.

Möchten in diesem Sinne die nachfolgenden Blätter vor Ihren Augen Gnade finden. Möchten Sie es dem Naturforscher nachsehen, wenn er nur von dem Zeugniß ablegt, was der wissenschaftlichen Erkenntniß zugänglich ist.

Berlin, am Charfreitage des Jahres 1862.

Rud. Virchow.

Inhalt.

I.

Ueber
die mechanische Auffassung des Lebens.

Nach einem frei gehaltenen Vortrag

aus der dritten allgemeinen Sitzung der 34. Versammlung
deutscher Naturforscher und Aerzte.

(Carlsruhe, am 22. September 1858.)

Wenn ich es versuche, in einer so erleuchteten Versammlung die Frage von der mechanischen Auffassung der Lebensvorgänge zu behandeln, so muß ich wohl zunächst der Besorgniß entgegentreten, als hätte ich die Absicht, jene unschönen Discussionen über die doppelte Buchführung, über die Grenzen zwischen Glauben und Wissen zu erneuern, welche seit der Göttinger Naturforscher-Versammlung so oft den Inhalt allgemeiner Vorträge gebildet haben. Das Wissen hat keine anderen Grenzen, als das Nichtwissen, und ich habe die frohe Zuversicht, daß es in Deutschland nicht gelingen wird, nochmals die Kirche zur Richterin über das Wissen zu setzen. Eine Nation, welche in einem breißigjährigen Kriege für die Gewissensfreiheit geblutet, welche in dem Westphälischen Frieden dieselbe auch rechtlich erworben hat, darf wenigstens diese Frage als eine abgethane behandeln.

Unsere Aufgabe ist eine andere. In der ungeheuren Entwickelung der Naturwissenschaften häuft sich allmählich

1*

das erfahrungsmäßige Wissen so sehr, daß es für den Einzelnen überaus schwer wird, den Gesammt-Ueberblick festzuhalten, und gerade die biologischen Disciplinen sehen schon jetzt ihre einst so innige Verbindung mit dem Ganzen der Naturforschung hart gefährdet. Nichts ist bringender geboten, als den alten Zusammenhang im allgemeinen Bewußtsein wieder fester zu knüpfen und in dem gegenseitigen Verständnisse die volle Kraft der Einheit zurück zu gewinnen. Denn wenigstens die Naturforscher sollten in der allgemeinen Auffassung des Lebens einig sein. Entweder ist eine solche naturwissenschaftlich möglich und nur dann darf auch die Lehre vom Leben, die Biologie als ein Gegenstand methodischer Naturforschung betrachtet werden, oder dies ist nicht der Fall und dann muß man aufhören, die Vorgänge des Lebens unter Naturgesetze beugen zu wollen.

Noch vor einem Menschenalter fand man eine gewisse Einigung in jener Vorstellung von dem Leben, in welcher man die ganze Natur zusammenfaßte. Wie Großes glaubte die Naturphilosophie auszusprechen, wenn sie von einem Leben der Atmosphäre redete! Seitdem man wußte, daß das Luftmeer mit großer Beständigkeit eine bestimmte Mischung aus bestimmten Gasen bewahre, schien ja nichts natürlicher, als daß auch der Atmosphäre, wie der Pflanze oder dem Thier, ein bestimmendes Princip innewohne, als daß auch sie ihre besondere Mischung

durch sich selbst erhalte und bewahre. Aber die Meteo=
rologie hat das alte Räthsel gelöst, von wannen der Wind
kommt und wohin er geht; sie hat in dem Wechselver=
hältniß zwischen Sonne und Erde, zwischen Ort und
Ort die Bedingungen der Luftströmungen gezeigt; sie
weiß, daß die Pflanzen die Kohlensäure aufnehmen, welche
die Thiere ausathmen, und umgekehrt, daß die Pflanzen
den Sauerstoff freimachen, dessen die Thiere zu ihrer
Athmung bedürfen. Ohne das Leben der Pflanzen und
Thiere würde es keine Beständigkeit der Luftmischung ge=
ben; in ihnen ist das Leben und nur in ihnen allein.
Will man sich nicht in unklare und willkürliche Träume=
reien vertiefen, so muß man den Begriff des Lebens al=
lein an die lebendigen Wesen knüpfen. Die Pflanze, das
Thier, der Mensch sind die einzigen bekannten Träger
des Lebens. An diese bestimmten Formen ist das Leben
gebunden; aus der Analyse derselben muß die Deutung
des Begriffs vom Leben folgen, und nur diejenige Deutung
kann befriedigen, welche auf jede Form des Lebens, sei
sie so niedrig oder so hoch, als sie wolle, Anwendung
findet.

Die Frage vom Leben gehört daher im engeren Sinne
nur der Botanik, der Zoologie, der Physiologie und der
Medicin an. Die Astronomie spricht nicht mehr von dem
Leben der Gestirne, die Geologie nicht mehr von dem
Leben der Erde. Allerdings haben auch die Weltkörper

ihre Geschichte, wenn auch nur wenig davon geschrieben steht. Anfang und Ende der Weltkörper ist unserer Beobachtung bis jetzt unzugänglich, aber wohl zeigt sich an ihnen Bewegung, Entwickelung, Thätigkeit. Die Erde war nicht immer, was sie jetzt ist, und in jedem Augenblick wird sie anders. Lebt sie aber? ist in ihrer Geschichte irgend eine Uebereinstimmung zu finden mit der Geschichte der Pflanze oder des Thieres? ist sie unseres Gleichen? Welche Verirrung der Phantasie würde dazu gehören, eine solche Vorstellung auszubrüten und fortzuspinnen! Die Erde hat ihres Gleichen unter den anderen Welt= körpern, und sie ist eben so wenig vergleichbar mit den lebenden Wesen, die sie trägt, als mit dem Aether, den die Vermuthung der Physiker zwischen sie und die ande= ren Weltkörper setzt.

Das Leben giebt sich nicht blos dadurch zu erkennen, daß es Körper hervorbringt, welche neben anderen ein Sonderdasein führen, sich als solche erhalten und durch gewisse, ihnen eingepflanzte Kräfte eine Thätigkeit ent= falten. Dies Alles kommt auch den Weltkörpern, den Steinen und Krystallen zu. Das Sonderdasein des Le= bendigen ist unabänderlich gebunden an eine bestimmte Form, in welcher zugleich der Grund der Erhaltung und die Richtung der Thätigkeit vorgezeichnet ist und welche außerdem das in der ganzen übrigen Welt unbekannte Phänomen der Fortpflanzung, der Erneuerung und Ver=

mehrung, darbietet. Alles Lebendige hat vermöge jener
bestimmten Form, in welcher es sich darstellt, eine ge=
wisse Besonderheit und Beständigkeit des Baues und wie=
derum innerhalb dieses Baues eine gewisse Besonderheit
und Beständigkeit der Mischung, der inneren Zusammen=
setzung, und nur diese Uebereinstimmung des Baues und
der Mischung giebt uns das Recht, die niedrigste Pflanze
mit dem höchsten Thier in ein einziges großes Reich des
Lebendigen zusammen zu fassen und dieses Reich der noch
größeren Welt des Unbelebten entgegen zu setzen.

Die besondere und beständige Form des Lebens ist
die Zelle. Welches lebendige Wesen wir auch untersuchen
mögen, immer erweist es sich als hervorgegangen aus
einer Zelle und als zusammengesetzt oder aufgebaut aus
Zellen. Die Pflanze stellt eine losere, das Thier eine
innigere Zusammenordnung von Zellen dar, von denen
jede gewisse Merkmale an sich hat, durch welche sie den
anderen ähnlich oder vielmehr gleich ist. Noch jetzt ist
es nicht unumstößlich sicher, wie viele oder wie wenige
Merkmale jede Zelle in sich vereinigen muß, ob auf diesen
oder jenen ihrer Theile ein größeres Gewicht zu legen ist;
noch jetzt streitet man darüber, ob alle Gewebe des Kör=
pers zu allen Zeiten zellige Gebilde enthalten und ob die
niedrigsten Pflanzen und Thiere Zellen in aller Vollstän=
digkeit des Schulbegriffes besitzen. Aber die Thatsache,
daß Zellen der regelmäßige Ausgangspunkt und die Fort=

pflanzer des Lebens sind, daß das Leben in seiner Geschichte wesentlich an sie gebunden ist, wird nicht mehr bezweifelt. Alle Zweige der Biologie finden daher in der Lehre von der Zelle ihre Verknüpfung; der Gedanke von der Einheit des Lebens in allem Lebendigen findet in der Zelle seine leibliche Darstellung. Was man blos in der Idee gesucht hatte, das hat man endlich in der Wirklichkeit gefunden; was Vielen ein Traum erschien, das hat einen sichtbaren Leib gewonnen, es steht wahrhaftig vor unserem Auge da.

Ein eigenthümlich gebauter Kern, oft noch mit einem besonderen Kernkörperchen versehen, umgeben von einer weicheren, nach außen zu einer bald zarteren, bald derberen Begrenzungshaut verdichteten Masse, Alles aus Stickstoffhaltigem, Eiweißartigem Stoff aufgebaut, — das ist die organische Zelle. Schon in sich ist sie mannichfaltig, ein Organismus im Kleinen; schon durch sich ist sie befähigt, ein Sonderdasein zu führen, wie wir es bei der thierischen Eizelle vorübergehend, bei den niederen Pflanzen dauerhaft verwirklicht sehen. Denn entweder ist die Zelle schon das lebendige Individuum selbst, oder sie enthält das, was wir später so zu nennen pflegen, wenigstens der Anlage nach.

Aber das Leben hat außer dem Allgemeinen und Gemeinschaftlichen, wodurch es eben Leben überhaupt ist, etwas Besonderes und Eigenthümliches, wodurch es sich

von anderen Arten des Lebens unterscheidet. Und auch
dieses Besondere und Eigenthümliche findet sich an den
Zellen wieder. Je vollkommener das Geschöpf, der Ge-
sammtorganismus wird, um so verschiedenartiger werden
auch die Zellen. Bei manchen Algen ist noch die ganze
Pflanze ein Stock aus gleichartigen, an einander gereihten
Zellen. Bei dem Wirbelthier und dem Menschen gleichen
sich in ihrer inneren Einrichtung nur die Zellen desselben
Gewebes oder Organes, die von den Alten geahnten sogenannten Similartheile, während die Zellen verschiedener
Gewebe oder Organe die größte Verschiedenheit der Ausstattung des Innern, zuweilen auch des Aeußern darbieten.
Diese Verschiedenheit entspricht der Besonderheit der Thätigkeit und Wirksamkeit der besonderen Gewebe und Organe; sie erklärt die so überaus große Mannichfaltigkeit
der Befähigung, nicht blos der einzelnen Theile eines Ge-
sammtorganismus, sondern auch der einzelnen Gesammtor-
ganismen selbst. Aus ihr begreifen wir nicht blos, daß
in der einzelnen Gattung oder Art der Pflanze oder des
Thieres gewisse generische oder specifische Besonderheiten
hervortreten, sondern daß auch die einzelne Pflanze, das
einzelne Thier innerhalb der Gattung und der Art noch
wieder gewisse individuelle Besonderheiten besitzt.

Zellen sind es, welche das Grün der Blätter, die
wundervolle Farbenpracht der Blume in sich erzeugen,
ohne daß sie deshalb aufhörten, Zellen zu sein. So auch

sind es Zellen, welche in Feder und Haar, im Auge und im Blut alle jene verschiedenen Färbungen bedingen, durch welche Gattung und Art, Race und Varietät, ja endlich das Individuum für sich in so auffallender Weise gezeichnet wird. An den grünen Farbstoff der Blätter, an den rothen des Blutes ist das Geschäft der Athmung geknüpft, welches durch die einfache Zelle nicht besorgt werden könnte. Zellen sind es, welche das starre Holz des Baumes und die frei bewegliche Masse des Muskels hervorbringen, und der Härtegrad des Holzes, die Bewegungskraft des Muskels wechseln nicht blos nach Gattung und Art, sondern auch nach der mehr oder weniger günstigen Entwickelung des Individuums. Und so führt uns die Analyse aufwärts bis zu der feinen Einrichtung des Nervenapparates, wo die höchsten Eigenthümlichkeiten des thierischen Lebens, Empfindung, Bewegungseinfluß, Denken an bestimmten Gruppen zelliger Gebilde haften.

Das Leben ist die Thätigkeit der Zelle, seine Besonderheit ist die Besonderheit der Zelle. Die Zelle ist ein leibhaftiger Körper, aus bestimmten chemischen Stoffen zusammengesetzt und nach bestimmtem Gesetz aufgebaut. Ihre Thätigkeit wechselt mit dem Stoff, der sie bildet und den sie enthält; ihre Function ändert sich, wächst und sinkt, entsteht und verschwindet mit der Veränderung, der Anhäufung und der Abnahme dieses Stoffes. Aber dieser Stoff ist in seinen Elementen nicht

verschieden von dem Stoffe der unorganischen, der un=
belebten Welt, aus dem er sich vielmehr fort und fort
ergänzt und in den er wieder zurücksinkt, nachdem er
seine besonderen Zwecke erfüllt hat. Eigenthümlich ist
nur die Art seiner Zusammenordnung, die besondere
Gruppirung der kleinsten Stofftheilchen, und doch ist sie
wiederum nicht so eigenthümlich, daß sie einen Gegensatz
bildet zu der Art der Zusammenordnung oder Gruppi=
rung, wie sie die Chemie der unorganischen Körper lehrt.
Eigenthümlich erscheint uns die Art der Thätigkeit, die
besondere Verrichtung des organischen Stoffes, aber doch
geschieht sie nicht anders, als die Thätigkeit und Verrich=
tung, welche die Physik in der unbelebten Natur kennt.
Die ganze Eigenthümlichkeit beschränkt sich darauf, daß in
den kleinsten Raum die größte Mannichfaltigkeit der Stoff=
combinationen zusammengedrängt wird, daß jede Zelle in
sich einen Heerd der allerinnigsten Bewirkungen der aller=
mannichfaltigsten Stoffcombinationen durch einander dar=
stellt, und daß daher Erfolge erzielt werden, welche sonst
nirgend wieder in der Natur vorkommen, da nirgend
sonst eine ähnliche Innigkeit der Bewirkungen bekannt ist.

So besonders und eigenthümlich, so sehr innerlich
daher auch das Leben ist, so wenig ist es der Herrschaft
der chemischen und physikalischen Gesetze entzogen. Viel=
mehr führt jeder neue Schritt auf der Bahn der Er=
kenntniß uns dem Verständniß der chemischen und phy=

fikalifchen Vorgänge näher, auf deren Ablauf das Leben selbst beruht. Jede Besonderheit des Lebens findet ihre Erklärung in besonderen Einrichtungen anatomischer oder chemischer Art, in besonderen Anordnungen des Stoffes, der in dieser Anordnung seine ihm überall anhaftenden Eigenschaften, seine Kräfte äußert, jedoch scheinbar ganz anders, als in der unorganischen Welt. Aber es scheint eben nur anders, denn der elektrische Vorgang im Nerven ist nicht von anderer Art, als der in dem Drahte des Telegraphen oder in der Wolke des Gewitters; der lebende Körper erzeugt seine Wärme durch Verbrennung, wie sie im Ofen erzeugt wird; Stärke wird in der Pflanze und im Thier in Zucker umgesetzt, wie in einer Fabrik. Hier ist kein Gegensatz, sondern nur eine Be= sonderheit.

Die lebende Zelle ist also nur ein für sich bestehender Theil, in welchem bekannte chemische Stoffe mit ihren gewöhnlichen Eigenschaften in einer besonderen Weise zu= sammengeordnet sind und dieser Zusammenordnung und ihren Eigenschaften entsprechend in Thätigkeit treten. Diese Thätigkeit kann keine andere, als eine mechanische sein. Vergeblich bemüht man sich, zwischen Leben und Mechanik einen Gegensatz zu finden; alle Erfahrung führt zu dem gleichen Schlusse, daß das Leben eine besondere Art der Bewegung bestimmter Stoffe sei, welche mit in= nerer Nothwendigkeit auf die ihnen zukommenden Erre=

gungen, auf einen „Anstoß" hin in Thätigkeit treten. Jede Lebensthätigkeit bringt eine Veränderung der lebenden Theile, oder vielmehr jede Veränderung der lebenden Theile erscheint uns, so lange die Theile noch lebend sind, als Anstoß einer Thätigkeit, als Erreger einer Lebensäußerung. Wenn der Muskel sich zusammenzieht, so ordnen sich die kleinsten Theilchen in seinem Innern in anderer Weise, als der Zustand der Ruhe es mit sich brachte, und zugleich geschehen chemische Veränderungen, durch welche gewisse dieser Theilchen zerstört (umgesetzt) werden. Aber der Muskel zieht sich nicht von selbst zusammen, er ist sich nicht selbst Anreiz zur inneren Veränderung, zur Thätigkeit, sondern er empfängt den Anreiz von außen und er hat keine Wahl, ob er sich zusammenziehen will oder nicht; er muß sich zusammenziehen, wenn der äußere Anreiz groß genug war, um seine inneren Theilchen aus ihrer Ruhe zu stören. Das Gesetz der Causalität gilt auch für die organische Natur.

Ist das nicht der reinste Materialismus? So lautet die jetzt gebräuchliche Frage, welche schon als solche das Verdammungsurtheil enthält. Wie Wenige geben sich auch nur die Mühe, die Antwort abzuwarten! Als ob es sich so ganz von selbst verstände, daß das Urtheil verdammend sein müßte, wenn die Antwort bejahend lautete! Wäre es denn nicht möglich, daß die Erfahrung, so sehr

sie auch überlieferten Vorurtheilen widerspricht, doch be=
gründet wäre und daß man viel mehr Recht hätte, das
Opfer der Vorurtheile zu fordern, als die Verdammung
der Erfahrung auszusprechen? Aber in der That, die
mechanische Auffassung des Lebens ist nicht Ma=
terialismus. Denn was kann man mit diesem Worte
anders meinen, als die Richtung, alles Bestehen und Ge=
schehen aus der bekannten Materie erklären zu wollen?
Der Materialismus geht über die Erfahrung hinaus; er
legt den engen Maaßstab seines Wissens an jede Erschei=
nung; er constituirt sich als System.

Systeme haben in der Naturwissenschaft eine große
Bedeutung, aber sie haben dieselbe nur dann, wenn sie
aus der Erfahrung abgeleitet sind. Die meisten Systeme
sind aber weit mehr Ergebnisse der Speculation, als der
Erfahrung, weil sie in sich das Bedürfniß nach Voll=
ständigkeit tragen und weil sie diesem Bedürfnisse nur
durch die Speculation abhelfen können. Denn alle er=
fahrungsmäßige Kenntniß ist unvollständig und
lückenhaft. Darum herrscht in der heutigen Natur=
wissenschaft eine große Abneigung, in manchen Zweigen
derselben sogar eine gewisse Furcht vor Systemen; man
läßt sie wohl zu, um die bekannten Gegenstände zu ord=
nen, zu classificiren, aber nur mit äußerster Vorsicht,
um sie zu erklären. Die Besorgniß, über die Grenzen
des erfahrungsmäßigen Wissens hinauszugehen, ist so all=

gemein, daß selbst die am meisten des Materialismus be=
züchtigten Schriftsteller sich davor verwahren, ein System
machen zu wollen.

Die mechanische Anschauung ist so wenig materialistisch,
daß selbst die religiösen Vorstellungen nicht ohne sie fer=
tig werden können. Schon die Mosaische Urkunde sagt
ausdrücklich: „Und Gott der Herr machte den Menschen
aus einem Erdenkloß und er blies ihm ein den lebendi=
gen Odem in seine Nase" und er „bauete ein Weib aus
der Rippe, die er von dem Menschen nahm." Ja, diese
Vorstellung von der irdischen, mechanischen Schöpfung des
Menschen, der wieder zu dem Staube wird, von dem er
genommen ward, beherrscht so sehr die uns überlieferten
Religionslehren, daß der heutigen Naturforschung gewiß
nicht der Vorwurf gemacht werden kann, sie sei in einem
höheren Maaße mechanisch. Vielmehr ist ihre Mechanik
eine weniger grobe; sie bleibt nicht blos bei dem groben,
allgemeinsten Ausdruck stehen, sondern sie versucht, mit
den vorgerückteren Erfahrungen unserer Zeit den Zusam=
menhang des feinsten Geschehens in der gesammten
Schöpfung zu ergründen.

Mancher stellt sich so an, als werde damit alle ideale
Auffassung, aller poetische Duft zerstört. Man bedauert
den Forscher, der die Täuschungen der Kindheit von sich
abstreift; man wendet sich scheu zurück vor einer Erfah=
rung, welche nicht mehr bei der groben Erscheinung Halt

macht, sondern in das innere Wesen der Dinge eindringt.
Man denkt sich, das Herz des Naturforschers verschließe
sich vor den ergreifenden Bildern des Himmels und der
Erden; vergeblich kleide sich die Natur in ihre schönsten
Farben, umsonst erscheine sie in ihren überraschendsten
Gestalten, — vor dem kalten Auge des Naturforschers
schmelze Farbe und Gestalt dahin und er sehe nur die
Atome des Stoffes, die sich ohne Freiheit, ohne Sinn
bewegten. Nur sich selbst und ihre Siege staune die
Wissenschaft an; sich selbst vergötternd, habe sie keine
Bewunderung, keine Anbetung mehr für fremde Größe.

Welche Verwirrung! Man braucht nicht Naturfor=
scher zu sein, um ein kaltes Herz, einen verschlossenen
Sinn zu haben, um über der eigenen Vergötterung sich
zu verhärten gegen jede Art der Hingebung an fremdes
Verdienst, gegen jede Regung der Bewunderung. Schon
aus den Philosophen=Schulen des Alterthums ist uns die
strenge Mahnung überkommen: Nil admirari! In der
Natur und Stimmung des Einzelnen sowohl, als in der
Bildung der Massen ist der Grund zu suchen, warum
in derselben Zeit die Einzelnen und zu verschiedenen Zei=
ten die Massen in so verschiedenem Maaße geneigt sind,
die Welt der Erscheinungen bald mehr bildlich, bald
mehr gegenstänblich aufzufassen, ja warum zu verschiede=
nen Zeiten der Einzelne sogar mehr fühlend oder mehr
denkend, mehr dichterisch oder mehr forschend sich verhält.

In früheren Zeiten der Völkerentwickelung spricht aus dem Donner des Gewölkes die Stimme der Götter selbst und der Regenbogen ist die wirkliche Brücke zwischen Himmel und Erde; in unserer späten Zeit mag das Kind, das zartere Weib, der begeisterte Dichter mit hoffendem oder zagendem Blick dem Lauf des „Wolkenboten" folgen oder in dem gestaltlosen Nebel allerlei wunderbare oder bekannte Gestalten erblicken: Gespenster oder Thiere oder Menschengesichter oder ferne Gebirge. Soll der ruhige Mann diesen Träumern folgen? Muß man jedesmal das Uebernatürliche zu Hülfe rufen oder jedem Spiel der ungezügelten Phantasie nachgeben, um der Natur ihre Reize abzugewinnen?

Wieder steht ein Komet am Himmel, prächtiger und strahlender, als seit Langem einer gesehen wurde. Sollen wir ihn wieder als eine Warnung oder als eine Drohung für das sündige Volk betrachten, der uns schwere Zeit, Krieg, Hungersnoth und Pestilenz ankündigt? oder sollen wir nur die freudige Anweisung auf ein gutes Weinjahr in ihm sehen? Der Himmel hat keine solche Boten mehr, die beliebig ausgesendet werden, um nur diesem oder jenem Zwecke zu dienen. Der Astronom rechnet auch dem Kometen seine Bahn nach und bestimmt seine Umlaufszeit; einstmals wird er wiederkehren und er muß dann wiederkehren. Und doch, wenn dann wieder die Augen der Menschen in seiner

Betrachtung verweilen werden, wenn ein anderes Geschlecht mit viel breiteren Grundlagen des Wissens seiner Erscheinung vielleicht entgegenharren wird, sollte das Flammen seiner mächtigen Feuergarbe am nächtigen Horizont weniger Bewunderung erregen? sollte nicht auch dann noch das Erscheinen dieses Wanderers aus der Fremde dem fühlenden Menschen jenes Gefühl bebenden Staunens erzeugen, welches jede Anschauung des Großen in uns hervorruft?

Nein, die Naturforschung verwischt nicht das Gefühl für das Schöne, sie schwächt nicht den Eindruck des Erhabenen, sie ertödtet nicht die Rührung, welche die Erkenntniß des Guten, des Zweckmäßigen in uns erregt. Die schneeigen Kämme des Gebirges, die blauen Linien der Hügel, das saftige Grün der Ebene, die plätschernde Welle des Baches, der Schmuck der Blume verfehlen auch auf unser Herz nicht ihren tiefen Reiz zu üben. Auch uns treibt die Sehnsucht hinaus, den reinen Genuß ruhigen Anschauens in der Natur zu gewinnen; auch unsere Phantasie ist geschäftig, Bilder zu malen von fremden Ereignissen, Vorgänge der Vergangenheit und Zukunft vor uns hinzuzaubern, in das Gegenwärtige neue Verbindungen und Gestaltungen hineinzudenken.

Aber unsere Phantasie bedarf keiner Illusionen. Wozu eine Dryas in jeden Baum hineinzudenken, wo wir aus der Erfahrung ein weit reicheres

Leben wissen, als dies Schaffen einer untergeordneten Gottheit uns bieten würde? Wozu in das Geheimniß der Felsspalte Kobolde setzen, wo die Kräfte des Gesteins, der Gewässer und der Luft, das Gegeneinander= und Miteinanderwirken der Wärme, des pflanzlichen und thie=rischen Lebens uns ein so unermeßlich reiches Bild der Thätigkeiten eröffnen? Ist denn die Erkenntniß von dem Walten des Gesetzes jeder Rührung, jeder Gefühlserre=gung feindlich? O nein, im Gegentheil, sie steigert die Erregung, und es kommt nur auf unsere Stimmung an, ob diese Erregung mehr auf das Schöne oder auf das Er=habene oder auf das Rührende gerichtet wird. Der Natur=forscher bedarf nicht des Unwetters, nicht des Kometen, nicht der ungewöhnlichen Naturerscheinung, um dieser Gefühle theilhaftig zu werden. Auch der trübe Himmel des Herbsttages, das tägliche Auf= und Niedergehen der Sonne, die allergewöhnlichsten und niedrigsten Vorgänge des eigenen Daseins bieten ihm unaufhörlichen Stoff nicht blos für den Verstand, sondern auch für das Ge=müth. Und wenn das Wunder den Charakter der Illu=sion verliert, wenn es nur als die Offenbarung des Gesetzes selbst erscheint, ist darum das Gesetz weniger wunderbar? das Wunder weniger staunenswürdig? Kann man wirklich glauben, das menschliche Gemüth büße eine Quelle der Erregung ein, wenn die Täuschung zerstört wird, daß das Wunder ein einmaliger, nur für

diesen Fall berechneter Akt sei? Ist es nicht weit ergreifender, in dem Wunder plötzlich das Gesetz in blen-
bender Helle zu erblicken, das sonst der Schleier des
Geheimnisses vor unserem Geist verhüllte?

Das Wunder ist das Gesetz und das Gesetz
vollzieht sich in mechanischer Art auf dem Wege
der Causalität und der Nothwendigkeit. Die Ursache hat die Wirkung in ihrem nothwendigen Gefolge und
die Wirkung wird wieder die Ursache einer neuen Wirkung. Eines bewirkt das Andere, sei es in gewöhnlicher,
sei es in ungewöhnlicher Art, beidemal gleich wunderbar.
Nur daß das Ungewöhnliche nicht blos unser Gemüth, son-
bern auch unseren Verstand mehr anregt, daß es bleibendere Eindrücke hervorruft und uns weiter fördert,
wenn wir es zu erfassen vermögen. Aber wir erfassen
es nicht anders, als in seinem mechanischen Geschehen
von Ursache zur Wirkung. Denn der menschliche
Geist ist zu jeder anderen Art des Erfassens
unfähig. Es ist eine reine Täuschung, zu glauben, daß
wir die Wahl zwischen verschiedenen Wegen hätten. Weder die Philosophie, noch die Religion können abweichende
Wege wandeln, ohne zu unklaren, willkürlichen und daher
dem wahren Wesen des menschlichen Geistes widerstrebenden Erfolgen zu kommen, und bis jetzt ist noch jede
Philosophie, jede Religion überwunden worden, welche
sich nicht der fortschreitenden Erkenntniß angefügt und

die Widersprüche zwischen der Ueberlieferung und der Erfahrung im Sinne der Erfahrung gelöst hätte. Die Reformation muß permanent sein, und gleichwie die ältesten Sätze der philosophischen und religiösen Systeme aus dem erfahrungsmäßigen Wissen ihrer Zeit Inhalt und Fassung gewonnen haben, so muß Inhalt und Fassung auch dem fortschreitenden Wissen nachgeben. Das Neue erscheint immer gefährlich, so lange es neu ist. Selbst die römische Kirche hat sich mit der Astronomie befreundet und selbst die muhamedanische befeindet nicht mehr die Anatomie.

Freilich giebt es einen Punkt, wo der Sieg der naturwissenschaftlichen Methode noch lange nicht gesichert ist. Gilt das Gesetz von der Causalität auch für das geistige Leben? ist hier wenigstens nicht Freiheit, wenn in der ganzen Natur sonst die Nothwendigkeit herrscht? Es ist schwer, eine Frage zu behandeln, wo so viel böser Wille, so viel Illusion und so unnöthige Betheiligung des Gemüthes dem ruhigen Denker entgegentritt, wo es zugleich so schwer ist, die schlechte Phrase durch nüchterne Begriffe zu ersetzen. Was ist Freiheit? Ist es die Willkür? Bin ich völlig frei, wenn ich thue, was ich will? und kann ich wirklich wollen, wie die Menschen es sich einbilden? Man versuche es doch nur, und man wird sich leicht überzeugen, daß man sich täuscht. Die Freiheit ist nicht die Willkür, beliebig zu handeln, sondern die Fähigkeit, vernünftig zu handeln. Die bloße Willkür ist unfrei, denn sie steht unter der Herrschaft der Affekte und Leidenschaften. Der wirklich freie Mensch aber, gewinnt die Herrschaft über sich selbst und seine Triebe; er lernt es, Widerstand zu leisten gegen die Leidenschaft durch die Gewalt sittlicher Gründe. Er unterläßt das, wozu ihn die Leidenschaft treibt; er thut das, wozu ihn das sittliche Gefühl oder die Ueberzeugung nöthigen. In jedem Falle wird er getrieben; stets befindet er sich in der Nothwendigkeit, von der Ursache zur Wirkung fortzuschreiten. Die Freiheit des Handelns bedeutet nichts anderes als die Freiheit des Denkens, und diese wiederum bezeichnet nicht das willkürliche, sondern im Gegentheil das mit gesetzmäßiger Nothwendigkeit geschehende Denken, dasjenige, wo alle Hemmnisse am vollständigsten beseitigt sind, wo das Gesetz am reinsten und schönsten zur Erscheinung kommt. Auch im Gebiete des Sittlichen ist das höchste Wunder nur die einfachste, die unmittelbarste Offenbarung des Gesetzes.

Ueberall, wohin wir blicken, Causalität, Nothwendigkeit, Gesetzmäßigkeit. Und man will den Naturforscher, der immer nur nach dem Gesetz forscht, der überall nur der Willkür, dem Zufall, dem Eigensinn entgegentritt, als den Feind des Idealismus hinstellen! Wo hätte es jemals eine Philosophie gegeben, die mehr idealistisch gewesen wäre, als die heutige Naturwissenschaft? Woher stammen denn alle die Vorwürfe, daß wir aller ideellen Richtung entbehrten? Täusche man sich darüber nicht: alle diese Vorwürfe kommen aus dem Lager der Spiritualisten, mögen sie nun den Spiritualismus offen oder verkappt vertreten.

Auch unter den Naturforschern giebt es Spiritualisten, und es liegt ja überaus nahe, daß sie gerade auf dem Gebiete des organischen Lebens ihre Sätze zu begründen suchen. Aber es ist gewiß sehr charakteristisch, daß in der Regel nur da der Spiritualismus sich des Naturforschers bemächtigt, wo er auf ein ihm fremdes Gebiet der Natur kommt. Der Chemiker ist nicht Spiritualist in chemischen Dingen, aber er kann es wohl sein in physiologischen, wo er Dilettant ist. Denn man wird sich das ja nicht verhehlen können, daß es für jeden Naturforscher gewisse Gebiete der Naturwissenschaft giebt, in denen er ganz, gewisse, in denen er halb Dilettant ist, und daß sein Dilettantismus sich höchstens dadurch von dem gewöhnlichen laienhaften unterscheidet, daß er wenigstens auf einem Gebiete der Natur Meister ist.

Bedarf der Biologe des Spiritualismus? Einer der größten Chemiker unserer Zeit hat diese Frage bejaht.*) Er vergleicht den lebenden Körper mit einem Bau, der

---

*) Liebig, über unorganische Natur und organisches Leben. Augsb. Allg. Zeitung 1856 Nr. 24.

nach einem bestimmten, vorher festgestellten Plan ausge=
führt wird. Den Plan entwirft der Baumeister in allen
Einzelheiten, bevor der Bau beginnt; Steine, Holz und
alles Material werden dann zusammengefügt, bis der Plan
mit allen seinen Linien und Verhältnissen verkörpert vor
uns steht. Ist es nicht auch im Körper so? wird hier
nicht auch nach einem bestimmten Plane gebaut, dem sich
der Stoff fügt? ist es der Stoff, welcher den Plan
macht?

Die Fragen drängen sich hier schnell über die Gren=
zen der Erfahrung hinaus; sie werden transscendent.
Der Biologe forscht zunächst nach dem Plan oder wie wir
auch sagen können, nach dem Gesetz. Die nächste Frage
ist dann, wenn das Gesetz gefunden ist, nicht die, wer
das Gesetz gemacht hat, sondern wie das Gesetz, der
Plan ausgeführt wird. Hat der Plan, das Gesetz in sich
selbst die Mittel, sich zu verwirklichen? Hat es wirkende
Kraft, so daß es von sich aus den trägen Stoff in Be=
wegung setzt und ihn in die organische Form zwingt?
Ist das Gesetz selbst die Kraft und hat der Stoff keine
andere Eigenschaft als die Trägheit? Diese Frage wird
jeder Chemiker verneinen. Ein Stoff ohne Eigenschaften,
ohne Kräfte ist nichts; ein Gesetz mit Kraft, ein Plan
mit eigener Wirksamkeit dagegen ist eine Substanz. Man
mag sich sträuben, wie man will, man mag die Substanz
so fein, so immateriell denken, wie man es nur vermag,

immer ist es eine Substanz, und wenn diese Substanz, wie es im Leben der Fall ist, die allermannichfaltigsten Leistungen, eine ganz verwickelte mechanische Arbeit hervorbringen soll, so ist sie eben ein Geist, ein organisch gegliedertes Wesen. Sie ist Spiritus rector.

Der Chemiker trägt kein Bedenken, den Spiritus rector anzuerkennen, so lange er seinem Gebiete fern bleibt. Innerhalb seines Gebietes begnügt er sich mit dem blos idealen Gesetz und mit dem Stoff, der bestimmte Eigenschaften und Kräfte besitzt. Aber täuscht er sich nicht über die Schwierigkeiten? Auch das chemische Gesetz in seiner rein idealen Bedeutung hat in sich keine Mittel. den Stoff zu bewältigen; es hat keine mechanische Kraft die wirkliche Arbeit zu verrichten. Vielmehr ist es der chemische Stoff, welcher arbeitet, welcher thätig ist, je nach seinen Besonderheiten, und das Gesetz ist nicht außer dem Stoff, wie ein fremder Dränger, sondern es ist ganz und gar in ihm.

Nun zeige man doch den Unterschied zwischen der chemischen und der organischen Arbeit! Der pflanzliche und thierische Körper baut sich aus chemischen Stoffen auf, die sich unter einander verbinden, wie sonst auch, und der Chemiker würde am meisten dagegen streiten, daß der Vorgang hier ein anderer wäre, als ein chemischer. Nirgends ist die Hand des Baumeisters oder der Bauleute bemerkbar; je genauer wir forschen, um so deutlicher sehen wir den Stoff selbst als das Werkthätige, als das Arbeitende. Die chemischen Körper setzen sich selbst an den Ort, wo sie hingehören, oder sie werden durch andere Körper dahin getrieben, aber keine fremde Hand greift in diese feinste Mechanik, ohne sie zu stören. Jedes Fremde wird ein Hinderniß. Je weniger gestört die Stoffe in ihrem leisen Verkehr unter sich sind, um so vollendeter wird endlich der Plan verkörpert, das Gesetz verwirklicht. Kann dieses also irgend wo anders sein, als in den Stoffen?

Es ist ganz gleichgültig, ob man das organische oder das unorganische Schaffen betrachtet. Es ist kein Spiritus rector, kein Lebens=, Wasser= oder Feuergeist darin zu erkennen. Ueberall nur mechanisches Geschehen in ununterbrochener Nothwendigkeit der Verursachung und Bewirkung. Der Plan ist in den Körpern, das Ideale im Realen, die Kraft im Stoff. Hier ist keine andere Trennung, als in der Vorstellung; in Wirklichkeit findet sich Beides zusammen, völlig untrennbar. Der Gegensatz von Kraft und Stoff löst sich hier vollständig, Plan und Ausführung fallen zusammen, und wer die Frage nach dem Urheber des Planes aufwirft, der muß auch zugleich den Urheber des Stoffes zu erkennen trachten. Dann aber handelt es sich nicht mehr um den einzelnen Fall; nicht mehr um verschiedene Spiritus, Urheber und Baumeister, von denen der eine die Menschen, der andere die

Thiere oder Pflanzen aufwachsen läßt oder von denen gar der eine diesen, der andere jenen Menschen aufbaut. Dann handelt es sich überhaupt nicht mehr um eine Frage der Naturforschung, welche nur die gegebene Welt in ihrem Geschehen zu erkennen trachtet, welche aber keine Mittel besitzt, das erste Werden der Welt zum Gegenstande einer Untersuchung zu machen. Ja, dann handelt es sich nicht mehr um eine Frage der Wissenschaft, denn niemand weiß etwas von dem, was vor dem Seienden war. Hier ist die Grenze des Transscendenten: wer sie überschreitet, der befindet sich außerhalb des Gebietes wissenschaftlichen Streites. Mag er mit sich in der heimlichen Kammer seines Gewissens zu Rathe gehen, seine Entschlüsse sind kein Gegenstand der öffentlichen Verhandlung mehr; das Wesen des Glaubens ist so sehr ein innerliches und persönliches, daß kein Maaßstab des allgemeinen Wissens, der Erfahrung, der objectiven Erkenntniß dafür anwendbar ist.

Die Naturwissenschaft hat keine Macht über das, was außerhalb der Erscheinungswelt ist. Sie weiß nichts von dem Anfange der Welt. Soweit ihre Erfahrungen auch zurückreichen mögen (und sie reichen weit über den Anfang des Menschengeschlechtes hinaus), so haben sie doch immer nur die Welt als Gegebenes zum Gegenstande und ihre Aufgabe ist es, die Geschichte der Welt innerhalb dieses Gegebenen zu ergründen. Seit langer Zeit ist

man völlig damit einverstanden, daß die Geschichte der
Weltkörper nach mechanischen Gesetzen, wenn irgend mög=
lich an der Hand mathematischer Formeln festgestellt
werde. Für die organischen Körper, die lebende Welt,
hat man sich lange bemüht, ähnliche Gesetze aufzufinden,
aber meist vergebens. War es nun nicht gerechtfertigt,
in ihnen besondere Kräfte anzuerkennen, deren Wirken
von der mechanischen Weise der übrigen Natur sich unter=
schiede? Man kann Luft und Wasser, Feuer und Erde
machen, sollte man nicht auch Pflanzen und Thiere oder
gar den Menschen künstlich machen können, wenn sie auf
mechanische Weise entstehen?

Vergeblich haben sich die Gelehrten des Mittelalters
bemüht, den Homunculus zu fabriciren. Vergeblich
suchen die Neueren nach der Möglichkeit, Zellen zu machen.
Die Lehre von der Urzeugung (Generatio aequivoca),
nach welcher lebende Wesen aus unbelebtem Stoff, ohne
Vater und Mutter, hervorgehen sollten, sieht sich immer
mehr zurückgedrängt, und nur die allerniedrigsten und
feinsten pflanzlichen und thierischen Organismen geben
noch die Möglichkeit, den alten Streit in unserer Zeit
zu erneuern. Für alle vollkommneren Gebilde ist die
Urzeugung jetzt beseitigt; jede Pflanze hat ihren Keim,
jedes Thier sein Ei oder seine Knospe, jede Zelle stammt
von einer früheren Zelle. Gerade in diesen letzten Jah=
ren ist es uns gelungen, auch in der Geschichte der Krank=

heit die letzten Stützen der Urzeugung zu brechen, indem
wir jede Neubildung, jede Geschwulst, jedes krankhafte
Gewächs auf ein dem gesunden Leibe angehöriges Muttergebilde zurückzuführen gelernt haben.

Das Lebendige bildet also eine lange Reihe
ununterbrochener Generationen, wo das Kind
wieder Mutter, die Wirkung wieder Ursache wird. Eine
zusammenhängende Kette lebender Glieder, innerhalb deren
eine äußerst zusammengesetzte, aber darum nicht weniger
mechanische Bewegung in immer neuer Verjüngung und
Kräftigung fortläuft! Hier ist überall nur Fortpflanzung,
aber kein neuer Anfang, und die mechanische Bewegung
des Lebens unterscheidet sich dadurch völlig von der chemischen Bewegung der übrigen Natur, daß jedesmal
die schon gegebene, aber nicht künstlich herzustellende Organisation den Grund der daraus hervorgehenden, neuen
enthält. Soweit diese Bewegung vor unseren Augen
fortläuft, so erweist sie sich als eine specifisch verschiedene,
in eine große Zahl beständiger Reihen zerspaltene, zwischen
denen keine unmittelbare Verbindung stattfindet. Die
Pflanze erzeugt wieder Pflanzen, das Thier wieder Thiere.
Aber auch die bestimmte Art der Pflanze erzeugt nur
Pflanzen ihrer Art und keine andere Art; das Thier
pflanzt sich nur innerhalb seiner Species fort. Stirbt
die Species aus, so ist sie auf immer erloschen. Ja
selbst das krankhafte Erzeugniß ist an die einmal gegebene

Grenze der Art geknüpft; auch unter den am meisten
abweichenden pathologischen Verhältnissen erzeugt der
menschliche Leib, wie ich darzuthun gesucht habe, keine
organische Form, kein zelliges Gebilde, das nicht in dem
gesunden Hergange des Lebens seines Gleichen hätte.
Alle physiologische und pathologische Bildung ist nur die
Wiederholung, die bald mehr einfache, bald mehr zusammengesetzte Reproduction bekannter, einmal gegebener Vorbilder (Typen). Der Plan der Organisation ist
innerhalb der Species unveränderlich; Art
läßt nicht von Art.

Darum bedarf es auch keines neuen Planes für jedes einzelne lebende Wesen, das geboren oder erzeugt
werden soll. Der Plan ist schon da in dem Muttergeb-
gebilde; er ist an den organischen Stoff gebunden und daß
er verwirklicht wird, daß er endlich leibhaftig und körperlich uns vor Augen tritt, das ist die Thätigkeit des
Stoffes, dessen Erregung auf ganz mechanische Weise zu
Stande kommt. Ueber diese Erfahrung hilft kein Spiritualismus hinaus.

Aber diese Arten der lebenden Wesen, diese Vorbilder
der nachwachsenden Geschlechter waren nicht immer vorhanden. Die Geschichte unserer Erde lehrt uns, daß
Art nach Art ins Leben getreten ist, und hier zeigt sich
wieder der große Unterschied zwischen der organischen und
unorganischen Natur. Nirgends finden wir einen Anfang

der Welt, noch kommen wir über die Welt hinaus. Aber
es muß einen Anfang des Lebens gegeben haben, denn
die Geologie führt uns in Epochen der Erdbildung, wo
das Leben unmöglich war, wo sich keine Spur, kein Rest
von ihm vorfindet. Hat es aber einen Anfang des Lebens gegeben, so muß es auch der Wissenschaft möglich
sein, die Bedingungen dieses Anfanges zu ergründen.
Vorläufig ist dies ein ungelöstes Problem. Ja, unsere
Erfahrungen berechtigen uns nicht einmal, die Unveränderlichkeit der Arten, welche gegenwärtig so sicher zu sein
scheint, als eine für alle Zeiten feststehende Regel zu betrachten. Denn die Geologie lehrt uns eine gewisse
Stufenfolge kennen, in der die Arten auf einander folgten, höhere auf niedere, und so sehr die Erfahrung unserer Zeit dagegen streitet, so muß ich doch bekennen, daß
es mir wie ein Bedürfniß der Wissenschaft erscheint, vielmehr auf die Uebergangsfähigkeit von Art in Art zurückzukommen. Dann erst gewinnt die mechanische Theorie
des Lebens in dieser Richtung eine wirkliche Sicherheit.*)
  Vorläufig ist hier eine große Lücke in unserem Wissen.
Dürfen wir sie durch Vermuthungen ausfüllen? Gewiß,

---

*) Das in kurzer Zeit so berühmt gewordene Buch von Charles
   Darwin (On the origin of species by means of natural
   selection. London 1859) war noch nicht erschienen, als das
   Vorstehende geschrieben wurde.

denn nur durch Vermuthungen werden die Wege der
Forschung in unbekannte Gebiete vorgezeichnet. Freilich
giebt es eine andere Weise, die Lücken zu füllen. Man
kann aus der religiösen Ueberlieferung die Schöpfungs=
geschichte herübernehmen und damit einfach die Forschung
ausschließen wollen. Aber ich sage es offen, man hat
kein Recht dazu, selbst bei der Annahme der persönlichen
Schöpfung die Forschung nach dem mechanischen Hergange
für unzulässig zu halten. Das wäre wider die mensch=
liche Natur, es wäre ein Angriff auf den Geist. Wenn
selbst die positive Religion den Hergang der Schöpfung
auf eine rein mechanische Weise schildert, wie will man
es der Wissenschaft versagen, diese Mechanik zu begreifen?
Können wir einmal nicht anders, als mechanisch über
die Hergänge in der Natur denken, so darf man es uns
auch nicht verargen, diese Art des Denkens auf alle Her=
gänge in der Natur anzuwenden. Das ist die Freiheit
der Wissenschaft, ohne welche ihr an jedem Punkt des
Forschens Fesseln angelegt werden könnten.

Aber selbst in unserer Zeit finden sich immer noch
der Unglückspropheten genug, welche aus einer solchen
Entfesselung der Wissenschaft die größten Gefahren für
Staat und Kirche hervorgehen sehen. Ist es noch nöthig,
sie zu widerlegen? Wenn die Wissenschaft unwahr wird,
trägt sie nicht in sich die Waffen, die Unwahrheit zu be=
kämpfen? Wenn der Staat, wie er ist, die Kirche, wie

sie sich im Laufe der Jahrhunderte gestaltet hat, nicht im Stande wären, die Wahrheit zu ertragen, würde das nicht ein sicheres Zeugniß sein, daß sie selbst unwahr geworden sind? Ist es nicht die Wissenschaft, welche immer näher an die Erkenntniß der Wahrheit drängt, welche immer lauter die Herrschaft des Gesetzes predigt? Gewiß, die Wissenschaft ist nur gefährlich für das Unwahre, das Willkürliche, die menschliche Satzung. Je freier sie sich an die Natur hingiebt, um so größeren Segen kann sie der Menschheit spenden, und keine Zeit dürfte wohl mehr zum Dank gegen sie verpflichtet sein, als gerade die unsrige. Es ist nicht blos der materielle Fortschritt der Völker, den sie fördert. Immer mehr schwindet der Aberglauben, der Hang zur Mystik, das Vorurtheil der Ueberlieferung. Immer sicherer tritt an die Stelle einer blos negirenden Aufklärung die positive Ueberzeugung von dem inneren Zusammenhange der ganzen Erscheinungs= welt, von dem stetigen Fortschritt der Entwickelung, von der Auflösung der Gegensätze in einer höheren Einheit.

II.

Atome und Individuen.

Vortrag,

gehalten im wissenschaftlichen Vereine der Singakademie zu
Berlin am 12. Februar 1859.

Gestatten Sie mir, hochverehrte Anwesende, daß ich der Behandlung des Gegenstandes, für den ich Ihre nachsichtige Aufmerksamkeit in Anspruch zu nehmen wünsche, ein Paar nicht nothwendig dazu gehörige und doch vielleicht nicht ganz unwesentliche Bemerkungen voraufschicke.

Die Sprachen haben ihre Sonderbarkeiten, wie der menschliche Geist, dessen höchster und vollständigster Ausdruck sie sind. Mit der Ausbildung des Geistes entwickeln sie sich; je heller das Bewußtsein sich entfaltet, um so schärfer werden die Ausdrücke, um so klarer der Sinn der Rede. Die Sprache wächst mit dem Volke; sie erreicht ihre höchste Vollendung zu derselben Zeit, wo des Volkes Leben seinen reichsten Inhalt, seine gewaltigste Macht erlangt. Aber es ist ein anderes Ding um die Bildung und Entstehung, ein anderes um die Entwickelung und das Wachsthum der Sprache. Freilich gleicht auch hier wieder die Sprache dem Geiste. Der

Einzelne kann die Anlagen seines Geistes auch in später Zeit noch auf das Wunderbarste entwickeln, aber er kann sich keine neuen Anlagen bilden. So auch liegen die Anlagen der Sprache weit zurück in der Geschichte des Volkes; der höchste Scharfsinn des Gelehrten ist kaum im Stande, bis zu den ersten Anfängen der Sprach= stämme zurück zu gehen, und nur mit harter Mühe ge= lingt es, die Wurzeln aufzufinden, aus denen, in jeder Völkerfamilie anders, das reiche Gezweige des Sprachen= baumes erwachsen ist. Jedes Volk, wie es sich von sei= nen Brüdern trennt, nimmt aus dem gemeinschaftlichen Schatze seine Erbschaft von Wurzelwörtern, von Radi= calen mit. Das sind seine Anlagen, und alle weitere Entwickelung der Sprache ist nichts, als eine immer fortgesetzte Ableitung und Zusammenfügung, Biegung und Umsetzung, Anbequemung und Verschönerung des ein für allemal Gegebenen. Das Volk wechselt in seinen Glie= dern; ein Geschlecht löst das andere ab; die späten Nach= kommen vergessen, wessen Erbe sie angetreten haben, aber in der Sprache eng oder weit gezogener Schranke pflanzt sich der Geist des Volkes unwandelbar fort, so lange das Volk sich selbst treu bleibt. Die Sprache ist das heiligste Kleinod des Volkes, und Schmach denen, die es ihm verkümmern wollen!

So denken heutigen Tages Viele in Deutschland und voller Hoffnung können wir sagen, täglich mehr. Be=

trachten Sie es daher nicht als einen Abfall von dem
deutschen Geiste, wenn ich Ihnen, hochverehrte Anwe=
sende, heute eine Vorlesung bringe, deren Ankündigung
zwei Fremdwörter und nichts weiter enthält. Erlauben
Sie mir vielmehr noch ein Paar Worte, um an einer
so einflußreichen Stelle die Berechtigung der Wissenschaft,
welche so oft wegen ihrer Neigung zu Fremdwörtern ge=
scholten wird, im Allgemeinen darzulegen.

Ich rechtfertige sie nicht damit, daß die Wissenschaft
ein Eigenthum der ganzen Menschheit und nicht das eines
einzelnen Volkes ist. Man konnte diesen Einwand er=
heben, so lange die Wissenschaft sich allgemein derselben
Sprache bediente. Aber das Lateinische stirbt in der
Wissenschaft aus, wie das Volk, das es sprach, dahinge=
schieben ist; das gelehrte Formelwesen, welches hie und
da die alte Sprache noch aufrecht erhält, bricht mit jedem
Ansatze des frischen Volkslebens mehr und mehr zusam=
men. Ueberall kehrt auch die Wissenschaft in das hei=
mische Gewand zurück; der fremde Ueberwurf hemmt den
freien Schritt; nur durch die Muttersprache ist der Ge=
lehrte im Stande, dem raschen Flusse des Gedankens
Raum zu geben. Erst so strömt sein Wissen voll und
befruchtend in die Kanäle des Volksbewußtseins über, es
nimmt einen nationalen Ausdruck an, und der Gelehrte,
der einstmals nur am Hofe des Fürsten das Ziel seines
Ehrgeizes finden konnte, steht nun inmitten eines gebil=

deten Volkes, das ihm nicht blos Ehre, sondern auch Hülfe spendet.

Aber weder Fürst, noch Volk können mehr spenden, als sie haben. Und sie haben keine neuen Wurzeln, keine Radicale, wie sie der Forscher für neue Entdeckungen, für neue Abgrenzungen im Gebiete des Geistigen oder Körperlichen braucht; sie können ihm keine Namen sagen für Dinge, die vor ihm Keiner gesehen, Keiner gedacht hat. Nur die provinciellen Dialekte bewahren oft mit seltener Treue die schärfsten und am besten bezeichnenden Ausdrücke für gewisse Besonderheiten des Lebens, aber diese Besonderheiten wollen eben gelebt oder gedacht sein. Auch darf Eins nicht vergessen werden. Die Sprache ist nicht blos eine That des Geistes, sondern auch eine Fessel desselben. Wie sie Anfangs die Befreiung des Geistes fördert, so bildet sie nachher ein enges Geflecht, in dessen Fäden sich der Gedanke verstrickt. Nur der Mathematik ist es gelungen, sich daraus frei zu machen; alle andere Wissenschaft ist darin gefangen. Was bleibt dem Forscher übrig? Wenn es mit allem Biegen und Zusammensetzen nicht mehr gehen will, wenn sich der neue Begriff in dem einmal gegebenen Sprachbau nicht unterbringen lassen will, so bleibt kein anderer Ausweg, als von einer anderen Sprache zu entlehnen. Daß die Wissenschaft dann zunächst auf diejenigen zurückgreift, in denen ihre frühesten classischen Denkmäler errichtet sind,

welche zugleich den größten und am allgemeinsten erreich=
baren Wurzelschatz besitzen und welche selbst nicht mehr
gesprochen werden, das bedarf wohl keiner Erklärung.
Hier kann sie am freiesten wählen, denn es hängt von
ihr ab, dem gewählten Worte bestimmte Nebenbegriffe
anzuhängen, es gewissermaaßen mit einem beliebigen In=
halte auszustatten. Hier hat sie zugleich den unschätzbaren
Vortheil, Worte zu wählen, welche der gebildeten Sprache
aller Völker in gleichem Maaße zu Gute kommen.

So ist mancher griechische und lateinische Ausdruck
durch die Wissenschaft in die Sprache der modernen Völ=
ker übergeführt und hat darin Heimathsrecht gewonnen.
So sprechen wir täglich von Atomen und Individuen,
denn unsere Sprache hat keinen Ausdruck, welcher in
gleicher Kürze dasselbe zu sagen gestattete.

Aber gerade hier stoßen wir auf eine jener Sonder=
barkeiten, deren ich im Eingange gedachte. Beide Worte
(Atom und Individuum) bedeuten an sich genau dasselbe
und doch haben sie einen ganz verschiedenen Inhalt.
Das griechische Wort Atom heißt wörtlich übersetzt ein
Ding, welches nicht mehr zerschnitten werden kann, wel=
ches weder die Hand, noch der Geist „anatomisch“ weiter
zu zerlegen vermag. Das lateinische Individuum be=
zeichnet wörtlich genommen das, was nicht mehr getheilt
werden kann. Ja, man kann das lateinische Individuum
griechisch nur durch das Wort Atom wiedergeben, und

in der That gebraucht Aristoteles das Letztere in dem
Sinne von Individuum. Beides bedeutet das Untheil-
bare, das Eine, die Einheit. Aber wie viele Nebenbegriffe haften an dieser Einheit!

Seit alten Zeiten der griechischen Philosophie bedeutet
Atom im engeren Sinne die kleinste und letzte Einheit
der Materie, welche man gewinnen würde, wenn man
fort und fort die gegebenen Theile der Körper in immer
neue und kleinere Theile zerlegte, welche man aber nie
wirklich gewinnen kann, weil diese letzten Einheiten über
alles sinnliche Erkennungsvermögen hinausliegen. Atome
sind aber nicht die letzten Theile der Körper überhaupt,
sondern vielmehr die letzten Theile der Elemente, aus
denen sich die Körper zusammensetzen. Nachdem die moderne Wissenschaft an die Stelle der alten vier Elemente
die große, vielleicht zu große Zahl der chemischen und
physikalischen Elemente gesetzt hat, ist daher auch der Begriff der Atome ein anderer geworden. Es giebt jetzt
keine Atome des Feuers oder des Wassers, sondern es
giebt nur Atome des Aethers, des Wasserstoffes, des
Sauerstoffes und sofort, denn nur das sind die Stoffe,
deren elementaren Charakter wir anerkennen können.
Die Einheit an und für sich ist die Monas, aber wie
viel muß hinzugethan werden, um die besonderen Monaden zu bezeichnen, welche man Atome heißt. Die
neuere Wissenschaft hat in ihrer Sprachnoth auch der

Monaden nicht vergessen, aber sie hat es mit ihnen ge=
macht, wie mit den Atomen; sie hat sie mit ganz neuen
Eigenschaften und Besonderheiten ausgestattet, und die
philosophischen Monaden von Leibnitz sind himmelweit
verschieden von den leibhaftigen Monaden Ehrenberg's.
Während die Monaden der Philosophen die äußerste
Linke, oder wie man vielleicht jetzt sagen muß, die äußerste
Rechte neben den idealen Atomen der Physiker und Che=
miker einnehmen, reihen sich die Monaden der Natur=
forscher mit altbegründeten Gerechtsamen den Indivi=
duen an.

Was sind denn nun Individuen? Handelte es
sich nur darum, zu sagen, was sich ein Individuum
nennt, so wäre es bald gethan. Aber es ist gar Vie=
lerlei, was ein Individuum genannt wird, im guten und
im bösen Sinne. Alle Welt spricht von Individuen,
von individuell, von Individualität. Der eine meint
einen Menschen, der andere eine Pflanze; dieser denkt
an den Geist und jener an das leibhaftige Wesen; manche
stellen es sich groß und andere ganz klein vor, ja man
hat ernsthaft die Frage erörtert, ob nicht auch Atome
Individuen seien. Diese Verwirrung besteht nicht blos
zwischen Laien und Gelehrten, zwischen Theologen und
Philosophen, zwischen Künstlern und Kritikern, sondern
auch im Schooße der Naturforscher selbst, und sie erklärt
sich sehr einfach daraus, daß das Wort eben auch nicht

blos seinem Wortsinne nach, sondern mit allerlei Neben=
begriffen versehen im Gebrauche ist. Und obwohl wir
hier nur vom Standpunkte der Naturforschung aus un=
sere Betrachtung verfolgen wollen, so müssen wir doch
bei der auch in ihr bestehenden Meinungsverschiedenheit
wohl überlegen, ehe wir einen bestimmten Gehalt festzu=
stellen suchen. Daß wir dabei, dem allgemeinen Sprach=
gebrauche folgend, uns an wirkliche Dinge halten, wird
dem Naturforscher nicht verübelt werden.

Unzweifelhaft sind die Individuen keine letzten, nicht
weiter zerlegbaren Theile, jenseits des Vermögens sinn=
licher Erkenntniß. Im Gegentheil denken wir dabei an
sicht= und faßbare Körper oder Wesen von oft so großen
Raumverhältnissen, von oft so zusammengesetztem Bau,
daß wir wieder in ihnen Systeme und Organe und Ele=
mente unterscheiden, von denen selbst die letzteren noch
wieder zerlegt werden können und deren kleinste, noch
wahrnehmbaren Theile ihrerseits aus zahlreichen Atomen
aufgebaut gedacht werden. Kurz, Individuen sind keine
Theileinheiten, sondern Einheiten mit Theilen. Woher
stammt denn aber ihr Vorrecht, die Untheilbarkeit in
Anspruch nehmen zu dürfen? welches ist der Grund, daß
man ihnen die Individualität zuspricht?

Es erscheint gewiß ebenso sonderbar, als es eine
große Feinheit der Sprache anzeigt, daß der Begriff des
Individuums darin gesucht wird, daß es seiner Natur

nach nicht zerlegt werden darf. Das Atom ist die un=
theilbare Einheit, die man selbst in Gedanken nicht wei=
ter zu theilen vermag; das Individuum diejenige, die
man nicht weiter theilen darf. Wird sie getheilt, so
wird sie eben auch vernichtet. Sie ist dann nicht mehr
Einheit im Sinne der Individualität, wenngleich sie noch
unzählige Einheiten im Sinne der Atomistik enthält. Die
Theile, ja die Atome des Individuums gehören also zu=
sammen; nur in ihrer Zusammengehörigkeit, in ihrem
Verbande, in ihrer Gemeinschaft gewähren sie den Total=
eindruck der Individualität; nur so erfüllen sie den
Zweck, den wir der Gesammterscheinung beizulegen ge=
wohnt sind.

Das Individuum ist demnach eine einheit=
liche Gemeinschaft, in der alle Theile zu einem gleich=
artigen Zwecke zusammenwirken oder, wie man es auch
ausdrücken mag, nach einem bestimmten Plane thätig sind.
Wie wir schon erwähnt haben, können die Theile selbst
sehr verschiedener Art und Bedeutung sein, und so zwei=
deutig ist der Begriff des Individuums, daß wir sogar
Theile des Individuums hinwegnehmen können, ohne daß
es deshalb für unsere Vorstellung aufhört, fortzubestehen.
Es dürfen nur gewisse, wichtige und entscheidende Theile
nicht fehlen. Ein Mensch ohne Arme und Beine bleibt
für uns ein Individuum, aber wenn er den Kopf, die
Brust oder den Bauch verliert, so sagen wir: er war.

Das Atom ist unveränderlich und bleibend; das Individuum ist veränderlich und vergänglich. Das Atom kann mit anderen Atomen in die allermannichfaltigste Verbindung und Gruppirung treten, aber zu jeder Zeit kann es mit allen seinen Eigenschaften wieder aus derselben ausscheiden. Das Individuum ist für seine eigene Erhaltung auf die Trennung angewiesen; wenn es sich ganz in eine Verbindung mit Anderen hingeben wollte, so würde es seine Individualität aufgeben müssen. Auch seine innigsten Beziehungen behalten daher eine erkennbare Spur der Aeußerlichkeit; es vermag wohl in sich aufzunehmen, aber nicht, sich aufnehmen zu lassen. In ihm ist etwas, das es von Andersartigem sowohl, als von seines Gleichen scheidet, das höchstens einen äußerlichen, wenngleich noch so nahen Anschluß gestattet. Jedes Individuum, ob es auch einer größeren Gruppe oder Reihe angehört, hat seine Besonderheit.

Worin liegt nun diese Besonderheit? welches ist dieses „Geheimniß der Individualität"? Bevor wir an diese schwierige Frage gehen und um sie zugänglicher zu machen, lassen Sie uns einen Augenblick darüber nachdenken, wie weit es erlaubt ist, im Kreise der Natur den Begriff der Individuen auszudehnen. Sollen wir die ganze Natur mit Individualität erfüllen? Haben die Sonne und die Planeten, hat Luft und Meer, haben

Steine und Krystalle Anspruch auf Individualität? Mancher Philosoph der neuesten Zeit, mancher lebende Naturforscher antwortet darauf mit: Ja. Das Alter= thum war einstimmig derselben Ansicht, aber es erfüllte auch die ganze Natur mit seinen Göttern.

> Wo jetzt nur, wie uns're Weisen sagen,
> Seelenlos ein Feuerball sich dreht,
> Lenkte damals seinen gold'nen Wagen
> Helios in stiller Majestät.
> Diese Höhen füllten Oreaden,
> Eine Dryas lebt' in jenem Baum,
> Aus den Urnen lieblicher Najaden
> Sprang der Ströme Silberschaum.
> Aber
> Ach, von jenem lebenwarmen Bilde
> Blieb der Schatten nur zurück, —
> Gleich dem todten Schlag der Pendeluhr,
> Dient sie knechtisch dem Gesetz der Schwere,
> Die entgötterte Natur.

Hat es denn jetzt noch irgend einen Reiz, irgend einen Werth, darüber zu streiten, ob die Sonne oder die Luft individuellen Wesens sind? Sie sind da und wir freuen uns ihrer, aber könnten sie nicht auch ein wenig anders sein, ohne daß ihr Sonderdasein dadurch erheblich geän= dert würde? Würde die Sonne nicht Sonne bleiben, auch wenn sie viel mehr Flecken oder viel mehr Umfang hätte, als sie hat? würde die Luft aufhören, Luft zu sein, auch wenn sie voll von Kohlensäure und Stickstoff wäre?

Gewiß würde uns das sehr fühlbar werden, vielleicht würde das Menschengeschlecht es nicht aushalten, aber es hätte keinen Grund, das Individuum Sonne oder das Individuum Luft anzuklagen, es habe sein Wesen aufgegeben. Hat denn nicht eine Seifenblase*) so viel Recht auf Individualität, wie ein Weltkörper? Dient sie nicht ebenso knechtisch dem Gesetz der Schwere? Hängt nicht ihr ganzes Sein ebenso sehr an der allgemeinen Nothwendigkeit der Anziehung?

Das Individuelle ist der Gegensatz des Allgemeinen; es entringt sich der Nothwendigkeit des allgemeinen Gesetzes, um in sich selbst sein Gesetz zu finden; es strebt nach Freiheit, nach Selbstbestimmung. Wo anders giebt es Freiheit in der Natur, als in dem Organischen? Vergeblich bemüht man sich, wenigstens dem Krystall die Individualität zu retten. Freilich sind es nicht äußerliche Kräfte, welche seine Theile bestimmen, sich zu der schönen Form zusammenzuordnen; äußere Einflüsse können die innere Kraft, welche den Theilen selbst anhaftet, bestimmen; sie können deren Thätigkeit

---

*) „Weißt Du auch, was Du einmal gesagt hast, wie wir unsern Schaum verblasen hatten und es war Abend und Nacht worden, und die Sterne zogen am Himmel auf? Das sind auch Seifenblasen, hast Du gesagt, der liebe Gott sitzt auf einem hohen Berge, der bläst sie und kann's besser als wir." Scheffel, Ekkehard. Frankf. a. M. 1855 S. 91.

hemmen, begünstigen oder ändern. So kann jeder Kryftall etwas Besonderes und Eigenthümliches an sich haben, aber dieses Besondere ift nicht sein Wesen, es offenbart nicht seine innere Natur, es ift uns nur ein Zeichen der äußeren Gewalt, unter deren Druck diese innere Natur zur Erscheinung kam, ja es kann sogar unsere Auf= merksamkeit von der Betrachtung des eigentlichen Wesens des Kryftalls ablenken. Aber auch da, wo Zeichen des äußeren Druckes am wenigften vorhanden sind, wo die innere Kraft die vollftändigfte Form erzeugte, ift diese Form da ein nothwendiger Beftandtheil des Wesens? Bleibt nicht der Diamant Diamant, ob wir ihm auch tausend künftliche Brillantflächen anschleifen, unter denen seine Kryftallgeftalt mehr und mehr verschwindet? ift nicht jedes seiner Stücke ein Diamant, so viele ihrer auch aus dem einfachen Kryftall herausgeschlagen werden? ift nicht der Diamant, wie uns die Chemie lehrt, eben nur eine besonders reine Form, unter der in der Geo= logie der Kohlenftoff auftritt?

Das Individuum ift lebendig. Auch der herr= lichfte Kryftall ift nur ein Exemplar, wenngleich ein Prachtexemplar. Ohne Zweifel giebt es auch Pracht= exemplare unter den Pflanzen, den Thieren, ja den Men= schen, aber sie sind das nur nebenbei, für Andere. Zunächft und vor Allem sind sie vielmehr für sich, und Alles, was sie werden, das werden sie aus sich, wenn=

gleich nicht immer durch sich. Die Besonderheit des Innerlichen macht ihr Wesen aus, und die äußere Gestalt, welche unmittelbar daraus folgt, offenbart uns getreulich, wenn wir sie zu begreifen und zu deuten vermögen, dieses innere Wesen. Die ganze Erscheinung des Individuums auf der Höhe seiner Entfaltung trägt das Gepräge des Einheitlichen an sich. So viel und mannichfaltig die Theile sein mögen, sie befinden sich alle in einer wirklichen Gemeinschaft, in der jeder auf die anderen sich bezieht, einer des anderen bedarf, keiner ohne das Ganze seine volle Bedeutung gewinnt. Das Lebendige wirkt, wie Aristoteles sagte, nach einem Zweck, und dieser Zweck ist, wie Kant genauer ausführte, ein innerer; das Lebendige ist sich selbst Zweck. Der Krystall kann in's Ungemessene wachsen, wenn er die Bedingungen und die Stoffe für sein Wachsthum findet. Aber „es ist dafür gesorgt, daß die Bäume nicht in den Himmel wachsen." Der innere Zweck ist auch zugleich ein äußeres Maaß, über welches die Entwickelung des Lebendigen nicht hinausreicht. Raum und Zeit haben nur für das Lebendige Werth und Sinn, denn nur das Lebendige trägt in sich die Aufgabe der Selbsterhaltung und Selbstentwickelung, nur das Lebendige verliert sich selbst, wenn es die innere Bestimmung verfehlt, in einer gewissen Zeit eine gewisse Entwickelung zu erreichen. So trägt das Individuum in sich seinen Zweck und sein Maaß; so er=

weist es sich, im Gegensatze zu der blos gedachten Einheit des Atoms, als eine wirkliche Einheit.

Aber der Naturforscher hat es nicht so leicht, diese Einheit zu begreifen. Vergessen wir es nicht, daß die individuelle Einheit in der Gemeinschaft der Theile ruht und daß sie sich wohl empfinden, aber nicht wirklich vorstellen läßt ohne eine Einsicht in die Art, wie die Gemeinschaft der Theile zu Stande kommt. Die Wissenschaft vereint wohl, aber erst, nachdem sie getrennt hat; die erste Aufgabe des Forschers ist die Zerlegung, die Analyse, die Anatomie; nachher erst kommt die Zusammenfügung, die Synthese, die Physiologie. Wie lang ist dieser Weg und wie viel Täuschungen bringt er uns! Wir suchen die Einheit und wir finden die Vielheit; unter unseren Händen zerfällt und zerbröckelt das organische Gebäude und am Ende halten wir die Atome. Ist das wirklich der rechte Weg, der uns zur Erkenntniß des Individuums bringt? Dürfen wir da die Wissenschaft vom Leben suchen, wo wir nur den Tod finden? Ist nicht wirklich diese ganze zersetzende Naturwissenschaft ein Irrweg, und ist es nicht in Wahrheit die höchste Zeit, daß man umkehre zu anderen Pfaden?

Wenn es nur andere gäbe! Aber wir haben keine Wahl! Es giebt nur einen Weg des Forschens, und das ist der der Beobachtung, der Zerlegung, der Analyse, mag sie nun an Begriffen oder an Körpern geschehen

müssen. Freilich kann der Naturforscher den pflanzlichen
oder thierischen Körper, den er einmal zerlegt hat, so
wenig wieder zusammensetzen, als der Knabe die Uhr,
an der sein junger Forschergeist sich versuchte. Aber die
Natur ist fruchtbar. Also vorwärts, denn erst aus den
Theilen läßt sich die Gemeinschaft erkennen!

Auch die Gemeinschaft des Individuums setzt sich aus
einer gewissen, bald kleineren, bald größeren Zahl nothwendiger Bestandtheile zusammen. Darum nennen wir
sie einen Organismus. Von diesen nothwendigen und
zugleich werkthätigen Theilen, den Organen, weiß man
seit alter Zeit, daß sie gewöhnlich wieder aus kleineren,
gleichartigen, wenn auch nicht gleichwerthigen Theilen zusammengesetzt sind. Man hat sie die Similartheile
genannt, und man kann wohl sagen, daß die Geschichte
des Fortschrittes in der Kenntniß der Similartheile auch
zugleich die Geschichte der erfahrungsgemäßen Lehre vom
Leben, der Physiologie oder im weiteren Sinne der Biologie ist. Es ist eine lange Geschichte der mühseligsten
Forschung, an der ein Geschlecht nach dem andern mit
unermüdeter Sorge gearbeitet hat. Zuerst mit den gröbsten Mitteln, dann mit immer feineren hat man die
Similartheile sowohl ihrer Gestalt und ihrem Bau, als
ihrer Thätigkeit und ihren Wirkungen nach zu erkennen
versucht, bis wir endlich dahin gelangt sind, mit den
feinsten Hülfsmitteln der Physik und Chemie das Leben

in seinem zartesten Geschehen zu beobachten. Die Si=
milartheile der heutigen Biologie sind dem unbewaffneten
Auge fast unerreichbar; was der Astronom durch das
Teleskop im Weltenraum erreicht, das und noch mehr
als das gewinnt der Biologe mit Hülfe des Mikroskopes
in dem engen Raum des Organismus. Seine Sterne
sind die Zellen, und hoffentlich wird die Zeit kommen,
wo es als ein ebenso wichtiges, vielleicht als ein wichti=
geres Ereigniß erscheint, daß eine neue Art von Zellen
entdeckt ist, als daß zu der großen Zahl der kleinen Planeten noch ein neuer hinzugefügt wurde.

Es ist schon ein Paar Hundert Jahre her, daß man
Zellen kennt. Aber ihre genauere Kenntniß ist kaum
ein Paar Decennien alt; sie sind kaum in der Wissen=
schaft allgemein eingebürgert und es wäre vermessen zu
fordern, daß die neue Anschauung schon jetzt in den Vor=
stellungskreis der Gebildeten aufgenommen sein sollte.

Aber gerade bei uns sollte dies mehr der Fall sein,
als anderswo, denn es ist fast ganz ein Verdienst deut=
scher Wissenschaft, daß die Lehre von der Zelle die Grund=
lage der Biologie geworden ist. Schleiden hat es zuerst
unternommen, das Leben der Pflanze auf die Zelle zu=
rückzuführen. Schwann, damals unserer Universität
angehörig, hat die zellige Zusammensetzung und Entstehung
der meisten thierischen Gewebe dargethan. Zahlreiche
Forscher sind ihnen gefolgt und ich selbst habe mich be=

müht, die Geschichte der Krankheit aus den veränderten
Zuständen der Zellen zu enträthseln, und die cellulare
Einheit des Lebens im gesunden und kranken Zustande
sowohl des thierischen, als des pflanzlichen Lebens zu er=
weisen*). Ueberall, wo das Leben, gesundes oder krankes,
thätig ist, stoßen wir auf diese kleinen Gebilde, die in
ihrer einfachsten Form hohle Bläschen darstellen, an de=
nen innen ein in sich wieder sehr mannichfaltiger Kern,
außen eine feine Haut und zwischen beiden ein sehr ver=
schiedenartiger Inhalt zu unterscheiden sind.

Alles Leben ist an die Zelle gebunden und
die Zelle ist nicht blos das Gefäß des Lebens,
sie ist selbst der lebende Theil. In der That ist
jedes organische Individuum voller Leben. Das Leben
sitzt nicht an diesem oder jenem Orte; es residirt nicht
in einem oder dem anderen Theile. Nein, es ist in al=
len Theilen, soweit sie zelligen Ursprungs sind. Nicht
blos der Nerv lebt, nicht blos das Blut, auch in dem
Fleisch, im Knochen, im Haar ist frische Lebensthätigkeit,
gleichwie die Wurzel und das Blatt, die Blume und der
Saamen der Pflanze das Leben in sich tragen. Wie

---

*) Vgl. die Abhandlungen über Ernährungseinheiten und Krank-
heitsheerde, über Cellularpathologie, über alten und neuen
Vitalismus in meinem Archiv für path. Anatomie, Physiologie und klinische Medicin Bd. IV. S. 375. Bd. VIII. S. 19.
Bd. IX. S. 3

unendlich reich ist dieses Bild des Lebens! Zu Zürich
bei dem Tiefenhof steht eine alte Linde; jedes Jahr,
wenn sie ihren Blätterschmuck entfaltet, bildet sie nach
der Schätzung von Nägeli etwa 10 Billionen neuer,
lebender Zellen. Im Blute eines erwachsenen Mannes
kreisen nach den Rechnungen von Vierordt und Welcker
in jedem Augenblicke beiläufig 60 Billionen kleinster Zell=
körper. Voller Demuth schauen wir zu den ewigen Ster=
nen empor, zu denen schon die ältesten Geschlechter der
Menschen ihre Gebete sendeten. Aber die Wunder der
Natur sind nicht blos im Sternenzelt zu suchen; größere
und schwerer zu erklärende geschehen fort und fort in
unserm eigenen Innern. Erkenne Dich selbst, Sterb=
licher! Gewinne aus Dir die wahre Demuth der Selbst=
erkenntniß!

Was ist der Organismus? Eine Gesellschaft lebender
Zellen, ein kleiner Staat, wohl eingerichtet, mit allem
Zubehör von Ober= und Unterbeamten, von Dienern
und Herren, großen und kleinen. Im Mittelalter pflegte
man zu sagen, der Organismus sei die Welt im Kleinen,
der Mikrokosmos. Nichts davon! Der Kosmos ist kein
Bild des Menschen! der Mensch kein Bild der Welt!
Es giebt keine andere Aehnlichkeit des Lebens, als wie=
der das Leben. Man kann den Staat einen Organis=
mus nennen, denn er besteht aus lebenden Bürgern;
man kann umgekehrt den Organismus einen Staat, eine

Gesellschaft, eine Familie nennen, denn er besteht aus lebenden Gliedern gleicher Abstammung. Aber damit hat das Vergleichen ein Ende. Die Natur ist zwiespältig: das Organische ist etwas ganz Besonderes, etwas ganz Anderes, als das Unorganische. Obwohl aus demselben Stoff, aus Atomen gleicher Art aufgebaut, bildet das Organische eine in sich zusammenhängende Reihe von Erscheinungen, die ihrem Wesen nach abgelöst ist von der unorganischen Welt. Nicht daß diese die „todte" Natur darstellte, denn nur das ist todt, was einst lebte; auch die unorganische Natur hat ihre Thätigkeit, ihr ewig reges und bewegtes Schaffen, nur ist diese Thätigkeit nicht Leben, es sei denn im bildlichen Sinne.

Darum fühlen wir uns der übrigen Natur gegenüber als etwas Eigenes und Besonderes. Aber dieses Gefühl wird nicht wenig gedrückt durch die Erkenntniß, daß wir, jeder für sich, wie die Pflanze und das Thier, eine Art von Gesellschaft darstellen. Freilich die unmittelbare Empfindung von dem frischen Leben, das in allen unseren Theilen arbeitet, ist eine höchst erquickliche. Wer es einmal empfunden hat, was es heißt, wenn eine gewisse Anzahl von Zellen, von diesen unfreiwilligen Gesellschafts=Theil=habern, den Dienst versagt, wem einmal die Glieder ermattet sind unter schwerer Krankheit, der weiß es auch zu schätzen, jenes Gefühl der Lust, wenn jedes Glied an seinem Ort in voller, warmer Arbeit seinem Reize

folgt. Aber wir wollen mehr, des Menschen Herz ist
unersättlich, der Geist streitet gegen die Lust des Fleisches.
Wie, wir wären nur eine Gesellschaft von Theilen, das
organische Individuum hätte keine Existenz, als in der
Gemeinschaft! Ist es nicht gegen unser ästhetisches Urtheil, ist es nicht gegen unser philosophisches Wissen?

In der That, der Naturforscher geräth hier in eine
überaus kitzliche Lage. Soll er sich dem Urtheil seiner
Sinne widersetzen? soll er umkehren auf der Bahn der
Forschung und im Gefühl der Unzulänglichkeit aller Erfahrung der Erfahrung Lebewohl sagen? Bleiben wir
ruhig! Worauf gründet sich das ästhetische Urtheil, was
ist das philosophische Wissen? Das ästhetische Urtheil
gründet sich auf die Anschauung der Form; es bildet sich
an dem Studium der Natur; es erhebt sich über das
bloße ästhetische Gefühl durch das Eindringen in die Gesetze, nach denen sich die Formen gestalten. Das ästhetische
Urtheil kann daher nie der Naturforschung Gesetze vorschreiben, sondern es kann sie nur von ihr empfangen
oder mit ihr entwickeln; thut es das nicht, so ist es ein
bloßes Vorurtheil, das sich auf überwundene Ueberlie-
ferungen, auf Hörensagen, auf Schulzwang stützt. Das
wahre Urtheil auch in der Aesthetik entwickelt sich mit
der besseren Erkenntniß der Formgesetze, und wenn nicht
selten das tiefe Gefühl, die Unbefangenheit, die unmittelbare Anschauung des Künstlers der wissenschaftlichen

Erkenntniß um Jahrtausende vorangeeilt ist, so muß man doch wohl zu unterscheiden wissen zwischen dem Künstler als solchem und dem Kunstkritiker. Die wahren Künstler waren niemals Feinde der anatomischen Erfahrung.

Auch das philosophische Wissen hat keine anderen Quellen der Naturerkenntniß, als die Naturforschung. Es giebt kein angeborenes Wissen, und die Geschichte der Philosophie und zwar gerade der deutschen, hat es zur Genüge erwiesen, daß ein bloßes Aufbauen der Natur aus Begriffen unmöglich ist. Aristoteles, Baco, Cartesius waren selbst Naturforscher oder sie umfaßten wenigstens die ganze naturwissenschaftliche Erfahrung ihrer Zeit. Unsere im engeren Sinne sogenannte Naturphilosophie hat nur Verwirrung erzeugt; bei allen unseren Philosophen waren die Abschnitte, in denen sie die Philosophie der Natur abhandelten, die schwächsten. Welcher Grund könnte uns daher bestimmen, uns durch solche Bedenken schrecken zu lassen?

In der That sind die Bedenken nur scheinbare und es dürfte zu ihrer Widerlegung genügen, auf unzweideutige Zeugnisse von Männern, deren ästhetisches und philosophisches Urtheil über den Zweifel erhaben ist, hinzuweisen. „Jedes Lebendige," sagt Göthe, „ist kein Einzelnes, sondern eine Mehrheit; selbst insofern es uns als Individuum erscheint, bleibt es doch eine Versammlung von lebendigen selbstständigen Wesen, die der Idee, der Anlage nach, gleich sind, in der Erscheinung aber gleich oder ähnlich, ungleich oder unähnlich werden können." Kann man deutlicher sprechen? Und sehr treffend fährt er fort: „Je unvollkommener das Geschöpf ist, desto mehr sind diese Theile einander gleich oder ähnlich, und desto mehr gleichen sie dem Ganzen. Je vollkommner das Geschöpf wird, desto unähnlicher werden die Theile einander. Je ähnlicher die Theile einander sind, desto weniger sind sie einander subordinirt. Die Subordination der Theile deutet auf ein vollkommneres Geschöpf." Als erläuterndes Beispiel wählt er die Pflanze. „Daß eine Pflanze, ja ein Baum," sagt er, „die uns doch als Individuum erscheinen, aus lauter Einzelnheiten bestehen, die sich unter einander und dem Ganzen gleich und ähnlich sind, daran ist wohl kein Zweifel. Wie viele Pflanzen werden durch Absenker fortgepflanzt! Das Auge der letzten Varietät eines Obstbaumes treibt einen Zweig, der wieder eine Anzahl gleicher Augen hervorbringt, und auf eben diesem Wege geht die Fortpflanzung durch Saamen vor sich. Sie ist die Entwickelung einer unzähligen Menge gleicher Individuen aus dem Schooße der Mutterpflanze."

Und von diesem Göthe sagte Hegel, seine Arbeit über die Metamorphose der Pflanze habe „den Anfang eines vernünftigen Gedankens über die Natur der Pflanze gemacht, indem sie die Vorstellung aus der Bemühung um bloße Einzelheiten zum Erkennen der Einheit des Lebens gerissen habe. Die Identität der Organe,“ setzte er hinzu, „ist in der Kategorie der Metamorphose überwiegend; die bestimmte Differenz und die eigenthüm= liche Function der Glieder, wodurch der Lebensproceß gesetzt ist, ist aber die andere nothwendige Seite zu jener substantiellen Einheit.“ Daher bezeichnet Hegel auch den Proceß der Gliederung und der Selbsterhaltung in der Pflanze als ein Außersichkommen und Zerfallen in mehrere Individuen, für welche das Eine ganze Indivi= duum mehr nur der Boden, als subjective Einheit von Gliedern sei; der Theil, die Knospe, Zweig u. s. s. sei auch die ganze Pflanze.

So dachte derjenige unserer Dichter, der unter allen wohl der am meisten unbefangene, dessen ästhetisches Ge= fühl gewiß am reinsten und naivsten war, so derjenige unserer Philosophen, der das Recht der absolutistischen Speculation am freiesten geübt hat. Göthe ist sich ganz klar darüber, daß es nicht blos die Pflanze ist, um deren Auffassung es sich handelt, sondern das „Geschöpf“ über= haupt*); Hegel kommt über diese Betrachtung schnell hinaus, da ihm beim Thier andere Fragen entgegentreten. Aber scharf genug weist er auf den Knotenpunkt der

---

*) Man vergleiche meine Rede: Göthe als Naturforscher und in besonderer Beziehung auf Schiller. Berlin 1861. S. 33. 34.

Frage vom Individuum hin, indem er sowohl von dem Einen ganzen Individuum, als auch von den mehreren Individuen, die in ihm enthalten seien, spricht. Was ist denn nun eigentlich das Individuum? Das Ganze oder die Theile?

Erwarten Sie nicht, verehrte Anwesende, daß die heutige Naturwissenschaft darauf eine einmüthige Antwort giebt. Denn so thöricht es ist, die Naturwissenschaft verantwortlich zu machen für die Irrwege der einzelnen Naturforscher, so abscheulich es ist, an dem Ganzen rächen zu wollen, was dieser oder jener Einzelne verbrochen hat oder verbrochen haben soll, so ungerecht würde es sein, zu verlangen, daß über alle Fragen einer so umfassenden Wissenschaft, welche kein einzelner der Lebenden in allen Einzelheiten beherrscht, Alle eines Sinnes sein sollten. Der Chemiker urtheilt über die Pflanze, der Physiker über das Thier nicht selten, wie ein Laie, und hinwiederum ist der Botaniker selten so viel Chemiker, der Zoolog selten so viel Physiker, daß sie die ganze Breite des chemischen oder physikalischen Wissens und Urtheilens selbständig zu prüfen vermöchten. Streiten doch Botaniker gegen Botaniker über botanische, Physiker gegen Physiker über physikalische Fragen. Die Naturwissenschaften haben nur Ein haltendes, wirklich einigendes Band: das ist ihre Methode. Zuerst die Beobachtung und der Versuch, dann das Den-

ten ohne Autorität, die Prüfung ohne Vorur=
theil. Aber die Gegenstände der Beobachtung, der In=
halt des Denkens, wie verschieden sind sie in der Natur!
Die folgerichtige Verfolgung der einmal erkannten Me=
thode, wie große Hemmnisse findet sie!

Die Frage nach dem wahren Individuum ist in der
Naturwissenschaft im Ganzen gar nicht aufgeworfen.
Sie gehört nur den organischen Zweigen derselben an
und auch hier haben fast nur die Botaniker sie eingehend
erörtert*). Eine Entscheidung ist bis jetzt nicht gewonnen.
Dem einen gilt die ganze Pflanze als Individuum, dem
anderen der Ast oder Sproß, dem dritten das Blatt
oder die Knospe, dem vierten die Zelle, und jede dieser
Ansichten hat gewichtige Gründe für sich. Ein solcher
Widerspruch mag als ein gewichtiger Einwand gegen die
Zuverlässigkeit der Botanik überhaupt erscheinen. Aber
entscheide man doch selbst! Es giebt Pflanzen, welche
nur aus einer Zelle bestehen, andere, welche einfache
Reihen von Zellen vorstellen. In wieder anderen ord=
nen und wandeln sich die Zellen zu Organen und Sy=
stemen, aber auch da, wenn die Pflanze sich fortpflanzt,

---

*) Man sehe insbesondere Nägeli, Systematische Uebersicht der
Erscheinungen im Pflanzenreiche. Freiburg i. Br. 1853 S. 31.
Die Individualität in der Natur mit vorzüglicher Berück=
sichtigung des Pflanzenreiches. Zürich 1856.

so erzeugt sie wieder eine Zelle, aus der das Tochterge=
wächs, die neue Pflanze, sich heranbildet. Welches ist
nun das Individuum? Viele Pflanzen lassen sich durch
Ableger fortpflanzen oder, wie man vielleicht besser sagt,
vermehren. Ein abgeschnittener und eingepflanzter Ast
wächst fort, er bringt neue Aeste, die wieder abgeschnitten
und gepflanzt werden können. So stammen, wie man
weiß, fast sämmtliche Trauerweiden Europa's von einem
Baume, der im vorigen Jahrhundert aus Asien nach
England kam. Sie alle sind zusammengehörige Theile.
Bilden sie ein Individuum? Die Thatsache ist klar und
sicher, aber welches ist die richtige Deutung? — Die Erd=
beere sendet flach über die Erde hin ihre Ausläufer aus,
an deren Ende sich eine neue Pflanze entwickelt, die nach
einiger Zeit Wurzel schlägt, festen Fuß in der Erde faßt
und den alten Mutterfaden verdorren läßt. Auf unseren
Wiesen blüht in oft zu großen Mengen das Schaumkraut;
an seinen Blättern entsteht nicht selten, frei in der Luft
schwebend, in gleicher Weise ein neues Pflänzchen, wie
an den Ranken der Erdbeere. Unedles Gesträuch, wilde
Obstbäume veredeln wir, indem wir ihnen einen Sproß
oder ein Auge, das wir einer vollkommneren Art gewalt=
sam entrissen, aufpfropfen. Wo sind hier die Grenzen
des Individuums?

Bei den Thieren geht es nicht besser. Die meisten
Thiere pflanzen sich durch Eier fort und jedes Ei ist

ursprünglich eine Zelle. Manche Thiere vermehren sich durch Abschnürung, man könnte sagen, durch Schnür=linge. Gegen den Herbst wirft das Meer nach jedem Sturm auf unsere Küsten Tausende und aber Tausende von Scheibenquallen, jene sonderbare Gallertmasse, deren oft so buntes Farbenspiel das Auge überrascht. Die weiblichen Thiere führen dann schon lebende, aus Eizellen entstandene Junge mit sich, die für sich umherschwimmen können. Bleiben die Thiere im Grunde des Meeres, so setzen sich die Jungen nach einiger Zeit fest, sie wachsen zu kleinen Polypen heran, und nach einiger Zeit bilden sich an ihrem freien Ende schüsselförmige Körper, einer über dem andern, die sich immer vollständiger ausbilden, sich endlich ablösen und wieder als Scheibenquallen fort=schwimmen. Und immer wieder erzeugt die Qualle Eier, aus denen junge Polypen hervorgehen, und die Polypen erzeugen wieder Sprossen, aus denen Quallen werden.

Aber die Polypen vermehren sich nicht alle durch Abschnürungen. Andere erzeugen Eier und bringen Junge auf die gewöhnliche Art hervor. Aber manche von ihnen lassen sich gewaltsam vermehren durch Schnittlinge, wie die Pflanzen. Schon Trembley hat diesen berühmten Versuch bei den kleinen Süßwasserpolypen unserer Teiche angestellt; er zerschnitt die Thiere und die Theile wur=den wieder Polypen. Doch nicht genug damit. Im Mittelmeer giebt es ein reiches Geschlecht prächtiger

Schwimmpolypen, welche namentlich Carl Vogt der
Kenntniß der Gebildeten zugänglich gemacht hat*). Aus
einem Ei entwickelt sich ein junger Polyp. Frei im
Meere schwimmend, beginnt er zu wachsen. An seinem
obern Ende bildet er eine Blase, in welcher Luft frei
wird, die ihn trägt. An seinem unteren Ende gestalten
sich in immer reichlicherer und schönerer Ausstattung
Fühler und Fangschnüre mit sonderbaren Nesselorganen.
An seinem Stamme, der sich immer mehr verlängert,
findet sich eine durchlaufende Röhre. Von diesem Stamme
entstehen knospenartig Sprossen. Die einen davon bilden
Reihen von Schwimmglocken, die sich und damit das
Ganze fortbewegen. Die anderen wandeln sich in neue
Polypen um, welche Mund und Magen besitzen und die
Nahrung für das Ganze nicht blos sammeln, sondern
auch verdauen, um sie endlich in die gemeinschaftliche
Stammröhre abzugeben. Endlich noch andere Knospen
gewinnen ein quallenartiges Aussehen und besorgen die
Fortpflanzung; sie bringen Eier hervor, welche wieder
frei schwimmende Polypen aus sich hervorgehen lassen.
Was ist hier das Individuum? Der junge Polyp er=
scheint uns einfach, aber aus ihm bildet sich ein Stock,

---

*) C. Vogt, Recherches sur les animaux inférieurs de la
Méditerrannée. I. Sur les siphonophores de la mer de
Nice. Genève 1854.

gleich einer Pflanze. Der Stock treibt Fangfäden, wie Wurzeln, aber sie bewegen sich willkürlich und greifen die Beute; er bildet einen Stamm mit einem Nahrungs= kanal, aber er hat keinen Mund, um den Kanal zu be= nutzen, so wenig wie die Pflanze. Er treibt Knospen und Sprossen, wie die Pflanze, aber jede Knospe hat besondere Aufgaben, die sie mit dem Anscheine ureigener Thätigkeit erfüllt. Besondere, mit eigener Bewegung versehene Sprossen oder Aeste besorgen die einen die Ortsbewe= gung, die andern die Aufnahme und Verdauung der Nah= rung, die andern die Fortpflanzung. Der Rumpf ist nichts ohne die Glieder, die Glieder sind nichts ohne den Rumpf. Welches ist das Individuum? welches das Or= gan? Sind die Organe Individuen? Ist das Ganze nur eine Versammlung von Individuen? eine Familie, eine Colonie oder gar, wie Vogt sagt, ein Phalanstère?

Welch' wüstes Bild! welche Zerrissenheit des Lebens! Alles, was wir gewohnt sind, in einem einzigen Leibe, unter einer gemeinschaftlichen Hülle gleichsam verborgen uns zu denken, das liegt hier in äußerer Gesondertheit vor Aller Blicken. Das ganze Individuum ist zerfahren in eine lose zusammenhaltende Masse von Gliedern, von Einzelleibern, deren individuelle Natur uns ebenso wahr= scheinlich und wieder ebenso zweifelhaft ist, wie die des Rumpfes, der ganz und gar in ihre Knechtschaft gerathen ist. Wo ist hier Freiheit? wo Selbstbestimmung? Sol=

len wir denn wirklich diese Pflanzenthiere als Vergleichungsobjecte mit unserer geschlossenen, ganz und gar einheitlichen Individualität zulassen? sollen wir unsere Natur an so niedrigen Geschöpfen messen?

Erlauben Sie, daß ich darauf mit den Worten des Altvaters der Naturforschung antworte. „Wir müssen," sagt der Lehrer Alexanders des Großen, „an die Untersuchung eines jeden Thieres gehen, ohne die Nase zu rümpfen, da ja in allen Dingen etwas Natürliches und Vortreffliches ist. Denn die nicht vom blinden Zufall, sondern vom Zweckbegriff bedingte Existenz findet sich in den Werken der Natur; das Ziel aber, weswegen sie bestehen oder geworden sind, wohnt ganz besonders in der Region des Schönen. Sollte aber jemand eine Betrachtung der anderen Thiere für etwas Niedriges halten, so müßte er eine solche Meinung auch von sich selbst haben; denn man kann nicht ohne großen Widerwillen die Theile betrachten, woraus der Mensch besteht, wie das Blut, Fleisch, Knochen, Adern und dergleichen Theile. Man muß sich aber vorstellen, daß derjenige, der über irgend einen beliebigen der Theile oder Gefäße handelt, nicht über die Materie seine Untersuchung anstellt, noch um ihretwillen, sondern der ganzen Gestalt wegen; gerade so, wie es sich um das Haus handelt, aber nicht um Ziegel, Lehm und Holz, so muß es auch dem Naturforscher mehr um die Zusammensetzung und das ganze Wesen zu thun

sein, nicht aber um das, was sich niemals von seinem
Wesen getrennt vorfindet. Es ist aber vor Allem noth-
wendig, zuerst einer jeden Gattung nach diejenigen Er-
scheinungen zu bestimmen, welche ! an und für sich allen
Thieren zukommen; dann erst mag man versuchen, die
Ursachen auseinander zu setzen."

Lassen Sie uns jetzt eine Stufe höher steigen, von
den Wirbellosen zu den Wirbelthieren. Ueberall hier, in
der ganzen Stufenleiter von dem niedrigsten Fisch bis
zum Menschen ein gemeinschaftlicher Organisationsplan!
Nirgends Stöcke von Pflanzen oder Pflanzenthieren, sondern
nur geschlossene Individualitäten! Je höher wir in der
Klasse der Wirbelthiere heraufsteigen, um so bestimmter
tritt die einheitliche Erscheinung des Individuums uns
entgegen, bis sie endlich in dem Bewußtsein des Menschen
ihren subjectiven Abschluß und damit eine überzeugende
Gewißheit erfährt. Auch der Naturforscher ist subjectiven
Erfahrungen nicht unzugänglich, aber er erkennt nur jene
Erfahrungen des eigenen Innern als gesichert an, bei
deren Gewinnung das Subject sich selbst als Object un-
befangener Beobachtung im wahrhaft philosophischen
Sinne behandelt. Was können wir nun von diesem
Standpunkte aus anerkennen?

Das Bewußtsein ist eine ebenso sichere, als unerklärliche Thatsache für den Naturforscher, wie für den Philosophen oder für sonst wen. Sagt man von ihm aus,

daß es eine Eigenschaft der Seele sei, so erklärt dies
ebensowenig, als wenn man behauptet, es sei eine Eigen=
schaft des Gehirns. Wir erklären damit ebenso wenig,
wie wenn wir von der Schwere aussagen, sie sei eine
Eigenschaft aller Körper. Wollten wir erklären, was die
Schwere ist, so genügt es nicht, zu beweisen, daß sie in
einer allgemeinen Anziehung aller Massentheilchen unter=
einander sich äußert, sondern wir müßten zeigen, wie die
Massentheilchen es machen, um sich anzuziehen. Obwohl
wir dies nicht zu zeigen im Stande sind, so benutzen wir
doch die Schwere mit allem Recht als einen Erklärungs=
grund für viele Vorgänge am Himmel und auf Erden,
und wir könnten mit dem Bewußtsein ebenso verfahren.
Allein hier steht uns ein gewichtiges Hinderniß entgegen.
Die Schwere ist eine Eigenschaft aller Körper; das Be=
wußtsein ist weder eine Eigenschaft aller Individuen, denn
die Pflanzen und sicherlich eine große Zahl von Thieren
geben uns nicht die mindeste Veranlassung, ihnen Be=
wußtsein zuzuschreiben; noch ist das Bewußtsein eine be=
ständige Eigenschaft des Menschen, da wir bewußtlose
Zustände an ihm oft genug beobachten; noch endlich ist
es eine Eigenschaft des ganzen Menschen, denn erfah=
rungsgemäß ist es auf das Innigste an das Gehirn ge=
bunden. Ja, was das Uebelste ist, auch in dem voll=
kommensten Zustande des Bewußtseins beschränkt sich
dasselbe auf einen verhältnißmäßig kleinen Theil der

wirklich im Körper geschehenden Vorgänge. Wären wir nicht auf dem Wege der allerobjectivsten Forschung im Laufe von Jahrtausenden dahin gekommen, nach und nach auch die verborgensten Zustände des eigenen Leibes der Beobachtung zugänglich zu machen, so würde der Inhalt unseres Bewußtseins ein sehr armseliger sein. Wenn ein Mensch das Unglück hat, durch eine Verletzung eine Unterbrechung des Zusammenhanges seines Rückenmarkes zu erleiden, so hört sofort das Bewußtsein über alle Vorgänge auf, welche in Theilen des Körpers geschehen, deren Nerven unterhalb der verletzten Stelle in das Rückenmark eintreten; jeder Einfluß des Willens ist hier erloschen, und doch leben diese Theile, doch besteht das Individuum.

Das Bewußtsein ist daher nur die subjective, aber nicht die objective Einheit des Individuums. Das Bewußtsein ist nicht das Bewegende, sondern das Bewegte; es ist nicht die wirkende Macht im Körper, durch welche der Plan der Organisation, der Zweck des Individuums verwirklicht wird; gerade umgekehrt erscheint es uns als das letzte und höchste Ergebniß des Lebens, als die edelste Frucht der langen Kette ineinander greifender Vorgänge, welche die Geschichte des Individuums ausmachen. Das Individuum als leibhaftiges Wesen, in der ganzen Fülle, in dem wundervollen Reichthum seines Lebens betrachtet, muß nothwendigerweise ein innerlich Vielfaches sein, denn nur so ist ihm die Entwickelung, das Fortschreiten von niederen zu höheren Zuständen, die Verjüngung zu neuen Formen des Lebens gesichert. Das Leben muß das Gesammtergebniß der Thätigkeit aller einzelnen Theile sein, und alle diese Theile müssen sowohl etwas Gemeinschaftliches, als etwas Besonderes an sich haben. Denn ohne das Gemeinschaftliche, welches sogar in ähnlicher Weise bei jedem Thier und jeder Pflanze sich finden muß, würde der Begriff des Lebens aufhören, eine für Alle gleiche Wahrheit zu sein, und wieder ohne das Besondere würde das Leben bei Allen ein gleiches sein. Auch das menschliche Individuum ist eine Gemeinschaft*).

Die Naturforschung zeigt es zusammengesetzt aus einer Reihe von Systemen, von denen das eine der Empfindung, das andere der Bewegung, andere der Aufnahme der Nahrung und der Luft, einige der Stützung, andere der Vereinigung der Theile dienen u. s. f. Jedes dieser Systeme umfaßt eine gewisse Zahl besonderer Organe, jedes Organ enthält eine, gewöhnlich beschränkte Zahl von Geweben und jedes Gewebe setzt sich endlich aus Zellen und Zellengebieten zusammen. Das „Ich" des Philo-

---

*) Birchow, die Cellularpathologie in ihrer Begründung auf physiologische und pathologische Gewebelehre. Berlin 1862. 3. Aufl. S. 15.

sophen ist erst eine Folge von dem „Wir“ des Biologen. Es würde mich hier zu weit führen, wenn ich alle die Gründe aufzählen wollte, welche zu dem Schlusse leiten, daß die Zellen und ihre Abkömmlinge auch im menschlichen Körper die wirklich thätigen Theile sind, daß jeder von ihnen das Leben innewohnt, daß jede eine gewisse Selbständigkeit besitzt und daß jede Lebenserscheinung auf der Thätigkeit, dem Zusammen- oder Gegeneinander-Wirken oder endlich auf der Unthätigkeit oder Vernichtung gewisser Summen zelliger Einheiten beruht. **Das Geheimniß der Individualität besteht unzweifelhaft in den feinen Verschiedenheiten der Anlage und Ausbildung einzelner Zellen oder Zellengruppen.** Wie in dem Leben der Staaten, so ist auch in dem Leben der Individuen der Zustand der Gesundheit des Ganzen bedingt durch das Wohlsein und die Innigkeit der Beziehungen der Einzelglieder; sobald einzelne Glieder anfangen, in eine der Gemeinschaft nachtheilige Unthätigkeit zu versinken oder gar auf Kosten des Ganzen eine parasitische Existenz zu führen, so ist die Krankheit gegeben. Die Krankheit zerstört alle Illusionen über die substantielle Einheit des Organismus; sowohl das Leiden, als die Heilung sind nur möglich, so lange in der großen Gemeinschaft immer ein gewisser Rest wirkungsfähiger gesunder Theile dem Leben erhalten bleibt.

Sind nun die Zellen die Individuen oder sind es die Menschen? Läßt sich auf diese Frage eine einfache Antwort geben? Ich sage: Nein! Aber ich bitte, dies nicht in dem Sinne aufzufassen, als sei die Naturforschung außer Stande, eine bestimmte Erklärung abzugeben. Die Schwierigkeit liegt vielmehr darin, daß das Wort Individuum in Gebrauch gekommen ist, lange bevor man von der Natur der unter diesem Begriffe zusammengefaßten Wesen eine klare Vorstellung besaß. Der Begriff ist daher nicht scharf begrenzt, und es steht in der Willkür eines jeden, ihn enger oder weiter zu nehmen, je nachdem seine Erfahrung ihm die Erscheinungen der individuellen Existenz mehr im Groben oder mehr im Feinen zugänglich macht. Der Begriff des Atoms als des letzten denkbaren Theils ist sicher und unveränderlich, aber dafür ist er auch nicht aus der unmittelbaren Erfahrung abgeleitet, wie der des Individuums, welcher mit der Ausdehnung der Erfahrung schwankend und vieldeutig geworden ist. Will man sich nicht entschließen, zwischen Sammel=Individuen und Einzel=Individuen zu unterscheiden, was der bequemste Ausweg wäre, so muß der Begriff des Individuums in den organischen Zweigen der Naturwissenschaft entweder aufgegeben, oder streng an die Zelle gebunden werden. Zu dem ersteren Resultat müssen in folgerichtigem Schlusse sowohl die systematischen Materialisten, als die Spiritualisten kommen; zu dem letzteren scheint mir die unbefangene, realistische Anschauung der Natur zu führen, insofern nur auf diese Weise der einheitliche Begriff des Lebens durch das ganze Gebiet pflanzlicher und thierischer Organismen gesichert bleibt. Und gerade das scheint mir das erste und wichtigste Erforderniß aller Naturbetrachtung, denn hier ist der Punkt, wo das realistische Streben des einfachen Forschers zusammenfließt mit dem idealistischen Wünschen des Denkers, der in der Geschichte der Natur den Plan der Schöpfung darlegen will. Die Naturforschung unserer Zeit sitzt, wie ein ernster Schwurgerichtshof, über den Thatsachen zu Gericht, aber sie beurtheilt sie nicht als einzelne Ereignisse, sondern als Glieder einer in sich gesetzmäßig zusammenhängenden Reihe.

Die Betrachtung der organischen Schöpfung führt uns von Generation zu Generation, in einer langen Erbfolge des Lebendigen, weit über das Dunkel der ältesten Geschichtschreibung, weit über die Anfänge des Menschengeschlechts in die steinerne Geschichte des Erdballs. Wir sehen die schwächsten Ursprünge des Pflanzenreichs, wir finden die Reste längst verschwundener Thiergeschlechter, wir begegnen spät, sehr spät dem Herrn der Schöpfung. Jahrtausende, welche die Geologie nach Millionen zählt, gingen darüber hin, bevor zellige Individuen sich zu jenen größeren Gemeinschaften entwickelten, in denen der Instinkt, in denen endlich das Bewußtsein zum Durchbruch kam. Die geschriebene Geschichte unserer Wissenschaft zeigt uns, wie der positive Inhalt des Bewußtseins im Laufe einiger Jahrtausende sich wunderbar reich gestaltete. Während die Geschichte der Völker und Staaten in ihrem Werden und Vergehen unseren Geist mit Schmerz und Zweifel füllt, während wir uns täglich mit Bangigkeit fragen, ob es besser oder nicht vielmehr schlechter wird, ob das Menschengeschlecht nicht der Entartung, die Kultur ihrem Untergange zueilt, so zeigt die wahre Wissenschaft nur den Fortschritt. Staaten gehen zu Grunde, Völker verschwinden unter dem Tritte der Eroberer, aber die Wissenschaft bleibt, um unter denen, die eben noch Barbaren waren, neue und kräftigere Blüthen zu treiben. Jährlich welken die Blätter des Baumes, auf daß im neuen Jahr neue und vollständigere Knospen hervortreiben können; täglich wechseln im menschlichen Körper die Blutkörperchen, auf daß frische Elemente das Werk der eigenen Aufreibung von Neuem beginnen können. So auch welken die Völker, so wechseln die Kinder der Menschen, und immer besser erkennt das nachfolgende Geschlecht sich selbst und die Natur, immer sicherer wird das Bewußtsein, immer mächtiger und freier das Individuum, immer vollständiger beherrscht es das Atom! In der Erkenntniß, daß auch die geistige Entwickelung ein untrennbarer Theil des Lebens ist, gewinnt der Mensch für seine leibliche Existenz die Selbstachtung

zurück, welche eine finstere, dem Licht und Leben abge=
wendete Anschauung ihm nur zu leicht gefährdet. Wer
da weiß, daß das höchste Ziel des Lebens nur erreicht
werden kann, indem zahllose, mit dem Charakter indivi=
duellen Daseins versehene, von Geschlecht zu Geschlecht
in immer neuer Verjüngung sich übertragende Sonder=
theile zu einem gemeinschaftlichen Endzweck zusammenar=
beiten, dem erst erschließt sich in dem eigenen Innern
jene vielgesuchte und doch unerwartete Harmonie, welche
zugleich den Verstand und das Gefühl befriedigt und
welche ebenso sehr ein Maaß, als ein Anreiz für das
sittliche Handeln wird.

III.

Das Leben des Blutes

Nach einem freien Vortrage,

gehalten am 14. Januar 1859 in dem Verein junger Kaufleute
„Vorwärts" zu Berlin.

Es hat seit alten Zeiten zwei sich widerstreitende Parteien in der Medicin gegeben, welche die Lehre von der Krankheit, die Pathologie, je nach ihrer Ansicht von der Natur des Lebens verschieden ausbeuten. Man hat sie die humoralpathologische und die solidarpathologische genannt, je nachdem sie das Leben in den Flüssigkeiten (humores) oder in den festen Theilen (solida) des Kör= pers suchen und dem entsprechend auch in der Krankheit bald den flüssigen, bald den festen Theilen des Leibes mehr Gewicht beilegen*). Die humorale Theorie ist die älteste und sie hat sich zugleich der größten Verbreitung bis in unsere Zeit zu erfreuen gehabt. Es begreift sich aber leicht, daß unter den Flüssigkeiten des Körpers eine vor allen die Aufmerksamkeit auf sich gezogen hat, das Blut nämlich, dieser „edelste Saft", dessen entscheidende

---

*) Vgl. meine Gesammelten Abhandlungen zur wissenschaftlichen Medicin. Frankf. a. M. 1856. S. 36.

Bedeutung für das Leben unter streitbaren Völkern durch die tägliche Erfahrung immer wieder in Erinnerung gebracht wird. Die alten Religions-Urkunden geben darüber hinlänglich Zeugniß.

„Des Leibes Leben", heißt es im 3. Buch Moses 17, 14, „ist in seinem Blut, so lange es lebet", und noch bestimmter steht im 5. Buch 12, 23: „das Blut ist die Seele, darum sollst du die Seele nicht mit dem Fleische essen". Es war dies noch eine sehr grob mechanische Anschauung, welche erst nach und nach gegen die andere eingetauscht wurde, die wir bis in die neueste Zeit verbreitet finden, daß nämlich nicht das Blut selbst die Seele sei, sondern daß nur die Seele im Blute ihren Sitz habe, und daß erst durch die Seele das Blut belebt werde.

Als mehr solidarpathologische Lehren aufkamen, als namentlich in der jüngsten Zeit das Nervensystem zu immer größerer Bedeutung in der Vorstellung der Gelehrten aufwuchs, schien es vorzüglicher zu sein, auch das Leben und die Seele in die festen Theile und unter diesen wieder in den edelsten unter ihnen, die Nervencentra zu verlegen. Für die Pathologie folgte daraus eine eigenthümliche Richtung, die sogenannte Neuropathologie, welche das Blut eben nur als einen für die Einwirkungen der Nerven besonders befähigten Saft ansah. Damit wurde aber für den Laien die Frage immer unzugänglicher, und der Streit über einen so unmittelbar die nächsten Interessen jedes denkenden Mannes berührenden Gegenstand blieb fast ganz und gar innerhalb der Kreise der gelehrten Aerzte abgeschlossen.

Dieser Zustand muß wieder einmal aufhören. Der gebildete Mensch soll nicht blos seinen eigenen Leib kennen, weil eine solche Kenntniß zur Bildung gehört, sondern vielmehr deshalb, weil zuletzt die Vorstellung, die man sich von sich selbst macht, die Grundlage für alles weitere Denken über den Menschen wird. Verlegt man das Leben in die Seele und löst man schließlich, wie es jetzt gewöhnlich geschieht, die Seele gänzlich vom Leibe ab, so daß der letztere nur einer der Gegenstände wird, auf den die Seele einwirkt, so wird der Leib etwas Niedriges, Gemeines, das so sehr als irgend möglich in den Hintergrund gedrängt werden muß, ja dessen Zerstörung erst die Befreiung der Psyche bedingt. Das Leben des Körpers ist dann aber nicht das wahre Leben, sondern nur ein fremdes, gewissermaßen ein Scheinleben, eine Täuschung, eine Maske.

Zu einem solchen Schlusse kommt der Mensch von seinem egoistischen Standpunkte nur zu leicht, indem er sich im Gegensatze zu der Welt auffaßt. Auch dieser Standpunkt hat seine Berechtigung, aber er ist nicht der natürliche. Schon die unmittelbare, mehr kindliche Anschauung der Naturvölker erfaßt den Menschen in der Welt und jede Sprache dehnt den Begriff des Lebens weit über den Menschen hinaus auf einen größeren Kreis von Wesen aus. Die wissenschaftliche Forschung bestätigt diese Anschauung, indem sie eine innere Uebereinstimmung der Vorgänge und der sie bedingenden Einrichtungen nicht blos beim Menschen und bei den Thieren, sondern auch bei den Pflanzen erkennen läßt. Will man daher die Frage von dem Leben ganz und gar mit der Frage von der Seele zusammenwerfen, so genügt es nicht, von Thierseelen zu sprechen, sondern man muß auch die Pflanzenseele zulassen. Dies mag sehr poetisch sein, aber niemand wird sich verhehlen, daß damit der ganze egoistische Gewinn verloren geht, den der speculirende Mensch für sich zu machen gedenkt, und daß, um etwas von diesem Gewinn zu retten, innerhalb des seelischen Gebietes wieder ein ähnlicher Gegensatz zwischen höheren und niederen Seelen gemacht werden muß, wie ihn die Naturforschung, freilich in ganz anderer Weise, zwischen Leben und Seele macht, indem sie die Erscheinungen der Seele eben als die höchste Aeußerung des Lebens in den für diesen Zweck am vollkommensten organisirten Wesen betrachtet.

Nachdem wir wissen, daß alles pflanzliche und thierische Leben an die organische Zelle gebunden ist und die Vorgänge des Lebens Thätigkeiten der Zellen sind, welche in bald einfacherer, bald zusammengesetzter Weise den Leib des Lebendigen aufbauen, so bleibt uns kein anderer Schluß übrig, als daß jeder einzelne zellige Theil für sich Leben hat. Das Leben des Ganzen ist dann eben die Summe des Lebens der Einzeltheile, und nur diejenigen Einzeltheile können hinwiederum als lebendige gelten, deren zellige Natur ermittelt werden kann. Dürfen wir in diesem Sinne von einem Leben **des Blutes** sprechen?

Es sind kaum zweihundert Jahre her, seit man entdeckte, daß das Blut kein bloßer Saft, auch kein bloßes Gemisch von Säften sei, wie das ganze Alterthum und Mittelalter angenommen haben. Unter dem Mikroskop sah zuerst ein italienischer Forscher, Marcello Malpighi, nicht blos den Lauf des Blutes in den feinsten Gefäßen, sondern auch die Blutkörperchen. Allein die allgemeine Anschauung jener Zeit war der Deutung dieses Fundes nicht sehr günstig. Vielmehr machte sich mehr und mehr die Vorstellung geltend, daß fast alle Flüssigkeiten gewisse Körper enthielten und daß nicht blos die verschiedensten menschlichen Säfte, sondern auch das gewöhnliche Wasser voll von besonderen, wie Manche meinten, belebten Körpern sei. Noch jetzt ist keine Annahme mehr verbreitet, als die, daß jeder Wassertropfen zahllose Wesen einschließe, daß wir bei jedem Trunke Heere von kleinsten Thieren verschlingen, und es macht manchem eine Art von grausamer Freude, zu denken, daß durch die ganze Natur ein infusorielles Allleben verbreitet sei. Auch dies sind Täuschungen. Reines Wasser ist auch mikroskopisch rein, und die meisten Säfte des thierischen Körpers, insbesondere die Ausscheidungs-Flüssigkeiten, enthalten entweder gar nicht, oder nur zufällig und unwesentlich körperliche Theile.

Mit dem Blut ist es nicht so. Es giebt kein Blut ohne Körperchen; erst durch seine Körperchen wird das Blut wirklich Blut; nimmt man sie hinweg, so bleibt ein einfacher Saft, eine klare Flüssigkeit ohne Farbe zurück, eine Flüssigkeit, vergleichbar dem reinen Ichor, den die alten Griechen als Blut der Götter betrachteten. Das Blut des Menschen und aller Wirbelthiere ist roth und diese Farbe, welche beständig ist, so lange das Blut noch erhalten bleibt, verdankt es der Anwesenheit kleiner Körperchen, der sogenannten Blutkörperchen. Freilich giebt es auch farblose oder, wie man auch wohl sagt, weiße Körperchen im Blut des Menschen, ja unter krankhaften Verhältnissen, zumal in der von mir unter dem Namen der Leukämie beschriebenen Krankheit, kann die Zahl der farblosen sich so sehr vermehren, daß man wenigstens figürlich von einem „weißen Blute" sprechen kann. Aber das ist auch nicht das rechte Blut; der Mensch kann auf die Dauer damit nicht bestehen.

Die rothen Blutkörperchen sind sehr kleine Gebilde. Sie stellen plattrunde, münzenförmige Scheiben dar, welche von jeder ihrer beiden Flächen her etwas eingedrückt sind und daher eine dünnere Mitte, einen dickeren Rand besitzen. Es sind biconcave Linsen von so geringer Dicke, daß ihr Flächendurchmesser fast fünf Mal mehr beträgt, als der Dicken-Durchmesser. Etwa 1500 solcher Linsen, auf einander gehäuft, würden den Raum einer Linie ausfüllen, während 300 bis 400, neben einander gelegt, dazu schon ausreichen würden. Nach den Zählungen, welche Vierordt und Welcker vorgenommen haben, würden in jedem Cubikmillimeter*) Blut des Mannes etwa 5, des Weibes 4½ Millionen, in dem gesammten Blute des Mannes beiläufig 60 Billionen solcher Körperchen enthalten sein. Welch' eine Welt des Kleinen in einem einzigen Theile des menschlichen Lebens! welch' staunenswerthe Schaar thätiger Gebilde! Billionen von Sternen erfüllen den Himmelsraum, aber Billionen von Meilen liegen zwischen ihnen und schwächen ihr gegenseitiges Aufeinanderwirken; einsam wandelt fast jeder seine vorgezeichnete Bahn. So auch kreisen im Blute des Menschen Billionen von Körpern, aber ihre Entfernung von einander ist die allerkleinste. Denn die Flüssigkeit, in welcher sie schwimmen und welche sie von einander trennt, beträgt nicht zweimal so viel an Masse, als die Körperchen selbst ausmachen. Hier ist die „Wirkung in die Ferne"

---

*) Ein Millimeter beträgt etwas weniger als ½ Linie des rheinländischen Maaßes.

faſt aufgehoben; alle Bewirkung, ſowohl der Blutkörper=
chen auf einander, als des Blutes auf andere Theile er=
folgt in nächſter Nähe, faſt in unmittelbarer Berührung.
Hier kann daher die Contactwirkung (Katalyſe) in
den Vordergrund treten, und wie mächtig ſie ſein muß,
das kann nicht zweifelhaft ſein, wenn man die unfaßbar
große Zahl der wirkenden Einheiten in's Auge faßt.

Aber ſind die Blutkörperchen die wirkenden und lebenden
Einheiten des Blutes? Gerade in dieſem Punkt unter=
ſcheidet ſich unſere Auffaſſung am meiſten ſowohl von der
alten, als von der neueren Lehre. Für die alte Auffaſſung
lag ein gewichtiger Grund für die Anſicht von dem Leben
des Blutes in der Kenntniß von der Bewegung deſſelben.
Freilich iſt es für uns, die wir die Lehre von dem Kreis=
laufe des Blutes mit der Sprache in uns aufnehmen,
ſehr ſchwer, uns überhaupt ganz in die Gedanken der
Alten über die Bewegung des Blutes hineinzudenken.
Wir vergeſſen leicht, daß erſt im Jahre 1628 der be=
rühmte Leibarzt der ſtuartiſchen Könige, William Har=
vey den Nachweis von dem in ſich zurückkehrenden Kreis=
laufe des Blutes lieferte und daß erſt in unſeren Tagen
die deutſchen Anatomen dargethan haben, daß auf ſei=
nem langen Wege das Blut überall in geſchloſſenen
Röhren, in Gefäßen mit eigenen Wandungen enthalten
iſt. Wir wiſſen jetzt, daß das Herz der Mittelpunkt
und das wirkende, das arbeitende Organ iſt, welches,

indem es immer neue Massen von Blut in die Puls=
adern (Arterien) treibt, das übrige Blut in den Gefäßen
fortschiebt, bis es durch die feinsten Haarröhrchen (Ca=
pillaren) in die Blutadern (Venen) überströmt und durch
diese dem Herzen wieder zuströmt, um von Neuem in
Arterien gedrückt zu werden. Für uns ist also diese
ganze Bewegung des Blutes eine mechanische im gröbsten
Sinne des Wortes; sie ist nicht dem Blute eigenthümlich,
sondern vielmehr ihm mitgetheilt. Das Blut ist leidend
(passiv) und nur das Herz und zu einem sehr kleinen
Theile die Gefäße sind thätig (activ). Steht das Herz
still, so steht auch der Kreislauf.

Das Alterthum wußte nichts vom Kreislauf. Es
kannte keine Haargefäße (Capillaren), welche eine offene
Verbindung zwischen Schlag= und Blutadern unterhalten;
es wußte nicht, daß die Schlagadern Blut führen und
daß jeder Puls eine neue, vom Herzen her eingetriebene
Blutportion bezeichnet. Das Blut bewegte sich nach
antiker Vorstellung nur in den Blutadern (Venen), wäh=
rend die Schlagadern Luft (Pneuma) führten und daher
ihren Namen Arterien (Luftadern) empfingen*). Die
Bewegung des Blutes konnte daher nur in einem Hin=
und Hergehen der Säule, in einem Hin= und Zurück=
strömen von einem Orte zum anderen bestehen, und da

---

*) Auch die Luftröhre führte bei den Alten denselben Namen.

man geneigt war, jeder solchen Hinströmung einen be=
sonderen, gerade für diesen Fall berechneten Zweck zuzu=
schreiben, so bekam jede Bewegung unwillkürlich einen in=
neren Grund, eine innere Ursache, über deren Größe
und Bedeutung die einzelnen Schulen sehr verschieden=
artig dachten.

Auch in unserer materiellen Zeit haben es Einzelne
versucht, dem Blute eine gewisse Selbständigkeit der
Bewegung zu sichern. Vergeblich! Der Zustand, die
Zusammensetzung des Blutes mag die Bewegung begün=
stigen oder erschweren; der Grund der Bewegung, die
Kraft liegt außerhalb des Blutes selbst. Die Bewegung
ist nicht das Leben des Blutes, sondern nur ein Mittel
dazu; die Bewegung selbst ist eine That des lebenden
Herzens, sie ist Muskelarbeit. Denn das Herz ist unser
kräftigster Muskel.

So ist es geschehen, daß man immer mehr davon
abgekommen ist, das Blut als einen Träger des Lebens
oder als einen belebten Theil zu betrachten. Selbst als
man längst wußte, daß Körperchen darin enthalten sind,
dachte man sich doch nur eine mechanisch bewegte Flüssig=
keit, welche, wie ein Strom, die in ihn gelangenden
Stoffe mit sich trage und sie hier und da wieder absetze.
Man gewöhnte sich das Blut als den Mittelpunkt des
Stoffwechsels anzusehen, dem die einzelnen Stoffe auf
ebenso grob=mechanische Weise zugebracht oder entzogen

würden, wie es grob=mechanisch bewegt würde. Ja, das ist noch in diesem Augenblicke die Ansicht aller der Naturforscher, welche das Leben von dem grob=chemischen Gesichtspunkte aus ansehen.

Für uns, vom Standpunkte der cellularen Theorie des Lebens aus, giebt es allerdings auch ein wirkliches Leben des Blutes, eine innere, lebendige Bewegung desselben im Gegensatze zu der blos äußeren und mitgetheilten. Das Blut ist nicht blos die strömende Masse der im Körper wechselnden Stoffe, nicht blos die Straße des Verkehrs, sondern es enthält zugleich die thätigen Arbeiter, ohne welche der Verkehr unmöglich wäre. Diese Arbeiter sind die Blutkörperchen. Obwohl sie unter harter Frohne stehen, obwohl sie gehen müssen, wohin sie gedrängt werden, und nicht gehen können, wohin sie wollen, ja, obwohl sie nicht einmal wollen können, so sind sie doch ihrem inneren Wesen gemäß thätig. Diese Thätigkeit ist ihre eigene und der Fortbestand derselben ist an den Fortbestand des Lebens gebunden.

Es mag hier genügen, dasjenige zu erwähnen, was uns gegenwärtig als das Hauptgeschäft der Blutkörperchen erscheint. Das ist der Transport der Gase, das, was wir kurzweg in seinen Enderfolgen unter dem Namen der Athmung (Respiration) zusammenfassen. Das Blut strömt vom Herzen und zwar von der rechten Kammer desselben in die Lungen und nimmt hier aus der eingeathmeten Luft Sauerstoff auf. Damit beladen kehrt es zur linken Herzkammer zurück und von hier wird es gewaltsam in die Arterien getrieben. So gelangt es zu allen Theilen der Oberfläche und des Innern. Hier giebt es seinen Sauerstoff mehr oder weniger vollständig ab und nimmt dafür eine andere Gasart, Kohlensäure auf. Damit beladen strömt es durch die Venen zur rechten Herzkammer zurück, um von Neuem in die Lungen getrieben zu werden. Für den Sauerstoff, den es hier aufnimmt, giebt es seine Kohlensäure ab, die mit der ausgeathmeten Luft in die äußere Atmosphäre zurückkehrt.

Das ist der einfache, grobe Hergang, den alle Welt kennt. Aber nur zu selten denkt man daran, und selbst der Arzt erinnert sich dessen zuweilen schwer, daß die Blutkörperchen es sind, an deren Zuthun das Alles geknüpft ist. Lassen Sie uns also einen Augenblick diese kleinen Gebilde, diese großen Wohlthäter des Leibes, diese fleißigen Arbeiter betrachten.

Jedes Blutkörperchen ist, wie jedes organische Element, ursprünglich eine Zelle. Als solche besteht es aus einem Kern, einer Haut (Membran) und einem zwischen Haut und Kern befindlichen Inhalt. Alle Wirbelthiere, mit Ausnahme der Säugethiere, behalten in ihren Blutkörperchen die Kerne; bei den Säugethieren und dem Menschen gehen diese später oder früher zu Grunde, und das kreisende Blutkörperchen ist nur ein flaches Bläschen, das innerhalb einer sehr elastischen Haut einen ziemlich dichten Inhalt umschließt. Die Haut ist es, welche dem ganzen Körperchen die Form erhält und den Inhalt zusammenhält, welche also den Bestand des Elementes für eine gewisse Zeit sichert; sie ist durchdringlich für gewisse Stoffe, aber sie setzt anderen Hindernisse entgegen: sie schützt also den Inhalt vor manchen verderblichen Einwirkungen, denen er sonst ausgesetzt sein würde.

Aber das für den eigentlichen Zweck des Blutes Wichtige ist doch der Inhalt. Es ist dies eine im Großen rothe Masse, welche nicht blos dem Blute Farbe, sondern auch der Oberfläche des Körpers, insbesondere den Lippen, den Wangen Colorit giebt. Diese rothe Masse besteht außer allerlei anderen Stoffen zu einem großen Theile aus dem eigentlichen Blutfarbestoff, Hämatin oder Blutroth genannt, und dieses ist der Stoff, welcher den Sauerstoff aufnimmt und den Gasverkehr vermittelt. So sind die Blutkörperchen, so lange sie den Blutfarbestoff zusammenhalten und derselbe seine natürliche Beschaffenheit bewahrt, die eigentlichen Athmer (Respiratoren) des Körpers. Bei der großen Arbeitstheilung der lebenden Elemente des Körpers fällt ihnen diese Verrichtung ganz ausschließlich zu.

Um sie aber verrichten zu können, müssen sie an den Ort gebracht werden, wo sie arbeiten können und das Arbeitsmaterial muß ihnen zur Hand sein. Das ist der

Sinn des Blutkreislaufes. Nirgends sind die Bedin=
gungen für eine schnelle Arbeit so günstig, wie in den
Lungen. Bei jedem Einathmen stürzt die äußere Luft
durch die größeren Luftwege (Mund oder Nase, Kehlkopf
und Luftröhre) in die Lungen ein und gelangt zuletzt in
kleine Säcke, die Lungenbläschen. Hier ist es, wo das
Blut, welches, mit Kohlensäure beladen, vom rechten
Herzen vorwärts getrieben wird, in die nächste Nachbar=
schaft der Luft geführt wird. In der Wand der kleinen
Lungenbläschen, nur unvollständig gedeckt durch ein ganz
dünnes Zellenlager, verbreiten sich die feinsten Haar=
röhrchen in so großer Zahl, daß die Räume, welche
zwischen ihnen übrig bleiben, kaum so viel betragen, als
der Raum, welchen die mit Blut gefüllten Haargefäße
selbst einnehmen. Die größte Masse von Blut kommt hier
in die nächste mögliche Berührung mit der eingeathmeten
Luft: die Kohlensäure entweicht aus dem Blute und tritt
an die Luft, während zugleich das Blutroth in den Kör=
perchen den Sauerstoff aus der Luft anzieht. Jeder
Athemzug erneuert die Luft und führt neue Mengen von
Sauerstoff aus der äußeren Atmosphäre dem Blute zu.

Das ist die Lebensluft, welche der Mensch durch Nase
und Mund einzieht, welche dem Scheintodten eingeblasen
wird. Das ist der Lebensgeist, den das Alterthum mit
der Seele zusammenwarf und den die griechische Sprache
mit dem Athem (Pneuma) unter demselben Namen zu=

sammenfaßt. Daher sagt man noch heute von den Ster=
benden, sie „hauchten" ihre Seele aus. Jeder Körper=
theil, der seine Verrichtungen fortsetzen soll, bedarf der
Zufuhr von neuem Sauerstoff oder, genauer gesagt, der
Zufuhr von sauerstoffhaltigem arteriellem Blute, und
gleichwie der ganze Mensch alsbald erstickt, wenn ihm
die Möglichkeit des Athmens abgeschnitten wird, so er=
stickt auch der einzelne lebende Theil, sobald er nicht
mehr vom Blute her Sauerstoff empfängt, sobald er nicht
mehr athmen kann.

Die plötzliche Vernichtung der Thätigkeit der edelsten
Theile, der Mittelpunkte des Nervensystems bezeichnet
man seit alter Zeit als Schlag (Apoplexie). Es ist
bekannt, daß am häufigsten eine solche Unterbrechung der
Gehirnthätigkeit durch die Zerreißung von Blutgefäßen und
den Austritt des Blutes in die Hirnsubstanz erfolgt, wo=
bei das Hirn theils zertrümmert, theils der Zufuhr von
neuem arteriellem Blute beraubt wird. Aber ich habe
gezeigt, daß es eine Art von Schlag giebt, welche sich
von diesem „Schlagflusse" oder „Blutschlage" dadurch
unterscheidet, daß plötzlich ein Mangel an Blut, eine
Unterbrechung der Blutzufuhr stattfindet, indem feste
Körper im Innern des Gefäßsystems gebildet werden
und die Lichtung der Gefäßröhren unterbrechen (embolische
Apoplexie). Fast in demselben Augenblicke, wo das Ge=

fäß verstopft worden ist, schwindet auch schon die Em=
pfindung, der Wille, das Bewußtsein.

Aehnlich, wie mit dem Gehirn, ist es mit den Mus=
keln. Indem ein Muskel sich zusammenzieht, um den
Arm oder das Bein oder sonst irgend einen Theil zu
bewegen, so athmet er auch Sauerstoff. Wird die zu=
führende Arterie verstopft, so ist der Muskel gelähmt;
dauert die Verstopfung längere Zeit, so verfällt er in
dieselbe Starre, welche wir nach dem Tode an den Mus=
keln eintreten sehen. Denn in der That stirbt der Mensch
auch bei dem gewöhnlichen Tode nicht auf einmal: ein
Theil nach dem andern verliert das Leben und die Le=
benseigenschaften, und erst, wenn das Nervensystem schon
völlig todt ist, beginnt das Sterben der Muskeln. Je=
doch selbst in der eigentlichen Todtenstarre ist das Mus=
kelfleisch noch nicht ganz todt. Herr Brown=Séquard
schnitt einem Hingerichteten den Arm ab, als derselbe
starr geworden war, ließ sich dann schnell zur Ader und
spritzte sein warmes Blut in die Adern des abgeschnitte=
nen Armes; nach kurzer Zeit wurden die Muskeln wie=
der weich und reizbar, um später von Neuem zu sterben.

So wechselt Ohnmacht und Scheintod mit Kraft und
Leben. Ist das nicht wirklich Lebensluft, die den Thei=
len zugeführt wird und so mächtige Wirkung an ihnen
entfaltet? Vergessen wir dabei Zweierlei nicht. Alle
Zufuhr von Lebensluft nützt nichts, wenn der Theil nicht

lebt; keine Lebensluft macht einen wirklich todten Theil oder Körper lebendig. Denn die bloße Aufnahme von Sauerstoff erzeugt kein Leben, keine Kraft, keine Verrichtung. Auch der todte Theil nimmt von dem Sauerstoff auf, der ihm dargeboten wird, aber darum lebt er nicht; im Gegentheil er zersetzt sich, er fault, er wird wieder „Staub, von dem er genommen." Welcher Widerspruch! Dasselbe Gas, welches dem Lebenden neues Leben erzeugt, bringt dem Todten die Verwesung, die Auflösung. Ist hier nicht eine Täuschung?

In der That, so ist es. Aber nicht die Erfahrung lügt, sondern die Deutung. Der Sauerstoff macht in beiden Fällen dasselbe, nicht das Leben, sondern die Zersetzung. Er bringt dem lebenden Theile nichts anderes, als dem todten, nämlich sich selbst. Und indem er sich mit den Stoffen des lebenden oder todten Theils verbindet, indem er sie oxydirt, indem er so die vorher bestehenden Verbindungen auflöst und zersetzt, so wirkt er in jedem Falle zerstörend, und das Leben würde sich unter seiner Einwirkung nicht erhalten, wenn der organische Theil die durch die Sauerstoff-Verbindung (Oxydation) verbrauchten Stoffe nicht fort und fort durch neue ersetzte und die alten, verbrauchten schließlich, zum Theil als Kohlensäure, dem Blute zurückgäbe, damit sie aus dem Körper ausgeschieden und entfernt würden. Ohne den Stoffwechsel würde der Sauerstoff also auch die le-

benden organischen Theile zerstören, wie er die unorga=
nischen zerstört.

Wir stoßen hier auf die bedeutungsvolle Thatsache,
daß gerade diejenigen Vorgänge des Lebens, welche wir
als die höchsten und edelsten betrachten, Nerven= und
Muskelthätigkeit nur unter Zersetzung des organischen
Stoffes, unter chemischer Veränderung des Zelleninhaltes
vor sich gehen. Unter einer jeden lebendigen Verrichtung
zerstört sich der Körper in gewissen seiner Theile, und
ohne eine solche Zerstörung ist die Verrichtung unmöglich.
So ist jede Function an mechanische Verände=
rungen der Substanz geknüpft. Aber diese Ver=
änderungen können, so große Verluste sie auch bringen
mögen, doch wieder ausgeglichen werden und sie haben
zugleich eine sehr große Bedeutung für die Gesammtheit
des Organismus.

Die Verbindung des Sauerstoffs mit organischen
Körpern, die Oxydation des organischen Stoffes nennen
wir Verbrennung. Ist der organische Stoff im besten
Zustande der Vorbereitung, so geschieht die Verbrennung
unter Freiwerden von Licht; wir sehen die Flamme.
Geschieht die Verbrennung sehr langsam oder an sehr
zerstreutem Stoff, so fühlen wir nur die Wärme. Das
ist es, was im Körper stattfindet. Der Organismus
heizt sich selbst, er hat Eigenwärme, und jede Verrichtung
steigert dieselbe. Alle Theile des Leibes sind der Ver=

brennung zugänglich, aber nicht alle tragen in gleicher
Weise dazu bei; manche sind starrer und beständiger, an=
dere mehr wechselnd und weniger widerstandsfähig. Aber
alle bedürfen einer gewissen Wärme, um sich zu erhalten,
und so deckt einer des anderen Bedürfniß. Und für alle
bringen die kleinen Blutkörperchen den Sauerstoff herbei,
aus dem die Verbrennung erfolgt, mit dem die Heizung
besorgt wird. So ist der Organismus ein großer Ofen,
der sich von unseren gewöhnlichen Defen am meisten da=
durch unterscheidet, daß er an Holz Ueberfluß, an Sauer=
stoff oft Mangel hat, während die gewöhnlichen Defen
an Sauerstoff Ueberfluß, an Holz oft Mangel haben.

Auch die Blutkörperchen selbst, diese fleißigen Arbeiter,
werden endlich durch ihre Arbeit erschöpft und vernichtet.
Ihre Substanz zerfällt und aus den Zersetzungsstoffen
des Blutroths gehen die Farbstoffe der Galle hervor,
Stoffe, welche dem Körper nichts mehr nützen, und welche
daher aus demselben entfernt werden. Woher bezieht
nun das Blut seinen Ersatz an neuen Zellen? ist es
selbst fruchtbar genug, um sich aus sich selbst zu ergän=
zen? Bis jetzt ist es nicht gelungen, etwas der Art zu
entdecken; vielmehr liegen die Quellen des Ersatzes
außerhalb des Blutes selbst. Das Blut ist nicht
da erzeugt, wo wir es finden; die Blutkörperchen sind
Fremdlinge auf den Bahnen, auf denen sie umgetrieben
werden, Auswanderer, die nirgend mehr eine Heimath

finden, die auf der Wanderung ihren Untergang erleiden. Soll daher das Blut sich ergänzen, so bedarf es immer neuer Zufuhr von Blutkörperchen, und zwar in dem Maaße mehr, als mehr Körperchen zerstört werden oder verloren gehen. Der Verlust selbst muß ein An= reiz zu neuer Bildung sein.

Und so ist es in der That. Nach den größten Ver= lusten kann sich unter sonst günstigen Verhältnissen das Blut in oft erstaunlich kurzer Zeit ergänzen. Aber von wo ergänzt es sich? Gewöhnlich stellt man sich vor, es geschehe dies aus der Nahrung. Gebe man jemand nur recht zu essen, lasse man ihn recht viel und gutes Fleisch genießen, so wird er schon wieder Blut bekommen. Mag sein, aber das Fleisch allein thut es auch nicht. Mancher wird bei der besten Nahrung immer blasser, und die Bleichsucht ist keineswegs eine Krankheit blos der Armen und Hungernden. Auch diese oder jene andere Substanz thut es nicht. Seitdem man weiß, daß das Blutroth stets einen gewissen Gehalt an Eisen besitzt, hat man mehr und mehr angefangen, die Blutarmuth mit Eisen zu behandeln, aber es will auch nicht immer nützen. Könnten sich die Blutkörperchen einfach aus ihren Be= standtheilen zusammensetzen, gewissermaßen aus ihrer Mutterlauge herauskryſtalliſiren, so würde es wohl gehen, aber jede thierische Zelle braucht ihr Muttergebilde, von dem sie gezeugt wird.

Auch das Blut hat seine Muttergebilde. Es sind dies gewisse Drüsen, namentlich die Milz und die Lymphdrüsen, jene kleinen Organe, welche zerstreut an verschiedenen Stellen des Leibes, z. B. am Halse, in der Achselhöhle oder im Innern der großen Höhlen des Leibes gelagert sind. Hier entstehen immer neue Zellen und von da wandern sie mit der Lymphflüssigkeit dem Blute zu. Dieses ist daher in seinen Zuständen abhängig von der Lymphe und weiterhin von den lymphatischen Drüsen, und die Krankheiten dieser Drüsen haben schnellen Einfluß auf die Mischung unseres edelsten Saftes. In der gewöhnlichsten Drüsenkrankheit, den Skropheln, verarmt das Blut in der Regel schnell an rothen Körperchen, und die sorgfältigste Pflege genügt manchmal nicht, um die Mutterorgane wieder so weit in guten Stand zu setzen, daß ein richtiges Mischungsverhältniß des Blutes gewonnen wird.

Das ist das Leben des Blutes: eine lange, wechselvolle Geschichte voller Leiden und Thaten, aber in jedem Augenblicke voll von Wichtigkeit für jeden einzelnen Theil, wie für das Ganze des menschlichen Leibes. An vielen Punkten des Körpers liegen die Muttergebilde, die Lymphdrüsen zerstreut, so daß eine Gruppe unthätig sein, ja selbst ausfallen kann, ohne daß dadurch das Zeugungsgeschäft neuer Elemente ausgeschlossen wird. Speise und Trank, Luft und Wärme, Reibung und Stoß erregen die Muttergebilde zu gesteigerter Thätigkeit. Aber zu großer Reiz macht Krankheit: die Drüse schwillt, ihre Thätigkeit nimmt andere Formen an, das Blut leidet. Darum ist die Cultur der Haut, die Sorge für die Schleimhäute, die Wahl nicht zu reizender Nahrungsstoffe und Getränke gerade in jener Zeit so überaus wichtig, wo das Entwickelungsleben des jungen Menschen noch in vollster Gestaltung begriffen ist.

Sind aber einmal die Körperchen im Blute angelangt, dann ist die wichtigste Sorge darauf zu richten, daß der Gasverkehr ungestört vor sich gehen könne. Die Kohlensäure entweicht nicht nur durch die Lungen, sondern zum Theil auch durch die Haut; daher ist die Reinlichkeit der Haut durch Waschen und Baden, die Erregung derselben durch frische Luft und Kälte von so hoher Bedeutung. Aber das Wichtigste bleiben doch die Lungen. Denn hier ist es, wo der eigentlich positive Akt, die Sauerstoff = Aufnahme hauptsächlich erfolgt, und alle Mühe muß darauf verwendet werden, diese Aufnahme so vollständig, als möglich erfolgen zu lassen.

Zweierlei ist dabei von besonderer Wichtigkeit. Die Erfüllung der Lungenbläschen mit Luft erfolgt durch Muskelthätigkeit. Die Athemmuskeln, namentlich das Zwerchfell erweitern durch ihre Zusammenziehung den Brustraum und zwingen so die Luft, in die Lungen einzustürzen. Hemmt man die Athembewegungen durch unpassende Kleibungsstücke, durch Schnürleiber, durch anhaltendes Sitzen, oder lernt man es nicht, die Athemmuskeln ordentlich zu gebrauchen, die Gymnastik der Brust nicht ganz in die Gewalt zu bekommen, so nützt alles Andere wenig. Die Oekonomie des Körpers bleibt dann für immer unvollständig, und wenn sie auch durch allerlei Nothbehelf nothdürftig geregelt wird, so bringt jeder Ausnahmefall sie doch wieder in Störung.

Aber auch die größte Freiheit, die beste Gymnastik der Brust hilft nichts, wenn die Luft nichts taugt, wenn sie nicht den genügenden Gehalt an Sauerstoff besitzt, oder wenn sie vielleicht gar umgekehrt schädliche Stoffe führt. Unter den Gasen, welche in der Luft verbreitet sein können, giebt es solche, welche positiv schädlich, andere, welche nur negativ schädlich sind, insofern sie nicht im Stande sind, den fehlenden Sauerstoff zu ersetzen. Zu jenen gehört das Kohlenoxydgas, zu diesen die Kohlensäure und der Stickstoff. Das Kohlenoxyd, ein Gas, welches durch unvollkommene Verbrennung von Holz oder Kohlen entsteht und in unseren Oefen so leicht erzeugt wird, wenn die Verbrennung zu früh unterbrochen wird, ist ein wirkliches Gift, denn es verbindet sich mit dem Blutroth, wie Sauerstoff, aber nachdem es sich einmal verbunden hat, so ist es nicht mehr davon trennbar. Jedes Blutkörperchen, das durch die Aufnahme von Kohlenoxyd vergiftet ist, kann der Athmung nicht mehr dienen;

es ist verloren. Daher sind schon kleine Mengen von Kohlenoxyd so überaus schädlich. Aber auch jene anderen, mehr negativ gefährlichen Gase häufen sich leicht in der Luft, besonders schlecht ventilirter Wohnungen und Arbeitssäle auf und machen die Athmung unvollständig. Darum sind die Blut= und Lungenkrankheiten in Städten so viel häufiger, als auf dem Lande, darum bleichen und welken die Menschen bei aller Gesittung des Lebens, darum steigt die Sterblichkeit trotz aller Fortschritte der häuslichen Bequemlichkeit. Gymnastik (Arbeit, Turnen) und Ventilation sind die großen Regulatoren dieser Störungen. Ohne sie krankt das Blut, ohne sie sinkt das Leben, ohne sie gewinnt der Tod immer reichere Beute und die fieberhafte Arbeit unserer Civilisation beschleunigt nur den Verfall der Generation.

IV.

Das Fieber.

Vortrag,

gehalten im wissenschaftlichen Verein der Sing-Akademie zu
Berlin, den 11. Januar 1862.

Es giebt ein altes deutsches Fabelbuch, das einst zu den am meisten verbreiteten in unserem Vaterlande gehörte. Aber es ist etwas lange her, daß es geschrieben ward, man sagt im 13. Jahrhundert, und da es bei den meisten in Vergessenheit gerathen ist, so läßt es sich wohl entschuldigen, wenn in unserer fabelreichen Zeit einmal daran erinnert wird. Das Buch führt den Titel „Der Edelstein", und Bonerius, der es gedichtet, hat uns darin nicht blos einen Schatz vortrefflicher Sittensprüche, sondern auch eine Fundgrube guter, vaterländischer Worte hinterlassen, welche nachher verloren gegangen und durch oft unverstandene Fremdwörter ersetzt worden sind.

Solch' ein verklungenes und erst mit Hülfe von Wörterbüchern zu enträthselndes Wort ist „der Ritte". Von dem Ritten und einem kleinen Thiere, das selbst Göthe nur in einem mephistophelischen Liebe zu nennen wagte, handelt die höchst ergötzliche 48. Fabel in dem Buche. Der Ritte erscheint als eine besondere, sprechende und thätige Person, und es dürfte für einen Unerfahrenen schwer sein, nach Durchlesung der ganzen Fabel auch nur zu ahnen, welche Art von Thier es wohl gewesen sein mag. Die Wörterbücher belehren uns, daß es das Fieber war*), und wenn wir etwa geneigt gewesen wären, aus dem Mangel einer ursprünglich deutschen Bezeichnung zu schließen, daß unsere kräftigeren Vorfahren von dieser Krankheit verschont geblieben seien, so müssen wir jetzt zugestehen, daß wir uns geirrt hatten. Das Wort rito als Ausdruck für Fieber hat sich schon in einem alten St. Galler Pergamentblatt, welches Glossen zu Virgil's Gedichten über den Landbau enthält, aus dem 9. Jahrhundert gefunden, und auch die verwandte angelsächsische Sprache kennt den Ausdruck hridjan (althochdeutsch ridan) für fiebern und rideroth**) für Fieber. Es kann also kein Zweifel darüber bleiben, daß wir hier eine urdeutsche Bezeichnung haben, und die Gelehrten sind nur darüber unsicher, ob sie dieselbe auf rida zittern oder rida reiten, beides Bezeichnungen, welche auf stoßweise Bewegung hindeuten, beziehen sollen. Noch bis auf diesen Tag hat sich ein ähnlicher Sinn in dem Worte

---

*) Der Edelstein von Bonerius, herausgegeben von Georg Friedrich Benecke. Berlin 1816. S. 450. — Graf, Althochdeutscher Sprachschatz. Berlin 1836. II. S. 474—75.

**) Im Trier'schen soll noch heutigen Tages das Wort „ritzeroth" im Gebrauch sein für „glühendroth".

Rütteln erhalten, und wenn der Ritte bei Bonerius
die Schilderung seiner Heldenthaten damit beginnt, daß
er sagt:

> Ein wip ich marteron began;
> Ich erschotte ir Gelider
> Kreftiklich,

so stimmt dies ganz überein mit der Beobachtung des
Schüttelfrostes, mit welchem heftige Fieber zu beginnen
pflegen.

Aber schon vor der Zeit des Bonerius war der
Ausdruck Fieber in unsere Sprache eingedrungen. Er
findet sich in einer aus dem 12. Jahrhundert stammenden,
metrischen Bearbeitung der Bücher Moses*), wahrscheinlich dem Werke eines gelehrten, in der lateinischen Sprache
der römischen Kirche herangebildeten Klosterbruders. Denn
es war ja damals die Zeit, wo die Klöster die Pflanzstätten des gelehrten Wissens bildeten, wo Heidnisches
und Christliches sich noch in naiver Vermischung befanden und wo Virgil und Galen in den geistlichen Schulen neben Moses und Johannes gepflegt wurden. Mit
dem Romanismus, der unser nationales Leben und Treiben so vielfach gefälscht hat, kam auch das Wort Fieber
aus dem Lateinischen herüber.

Hat es der Ritte mit dem rüttelnden Frost zu thun,

---

*) Graf a. a. O.

so bedeutet Fieber die glühende, wallende Hitze. Denn das lateinische Wort febris (Fieber), welches durch eine Versetzung der Buchstaben aus ferbis entstanden ist, stammt von ferveo, ich glühe, ich walle und es schließt sich somit ganz eng an das klassisch-griechische Wort pyretos an, welches von pyr, das Feuer*) abgeleitet, den Zustand der Fiebergluth ausdrückt. Sonderbar genug nimmt sich daher für den, welchem die Geschichte der Sprache und die Wurzeln der Worte offen daliegen, unser kaltes Fieber aus, jene so gangbare Bezeichnung für eine der Hauptformen des Fiebers, für den eigentlichen Ritten**).

Aber es ist auch ein sonderbares Ding, dieses kalte Fieber. Meint man doch wirklich, daß erstarrende Kälte und glühender Brand darin mit einander gemischt seien:

---

*) Man vergleiche das englische fever (Fieber). Ich bemerke übrigens, daß holländisch ridsch und ridsig heiß bedeutet, von ridsen reizen, hetzen, lasse es aber dahingestellt, ob dies mit rito, ridan etwas zu thun hat.

**) In dem „Buch der Natur" von Konrad von Megenberg, einem Regensburger Domherrn im 14. Jahrhundert, kommt sowohl das Wort Fieber (und die Ableitungen fiebern, febrieren, fiebrig), als auch das Wort rit vielfach vor. Dieses wird hauptsächlich für das kalte Fieber gebraucht, jenes für das heiße. Einmal (Ausgabe von Franz Pfeiffer. Stuttg. 1861. 130, 9) wird febris geradezu als haizen sühten (heiße Sucht) erklärt.

während Hand und Fuß und Stirn eisig anzufühlen sind, zehrt Glühhitze an den Eingeweiden. Welcher Empfindung soll man glauben, der äußerlichen, die jeder mitfühlen kann, oder der innerlichen, die nur der gemarterte Kranke selbst wahrnimmt? Welche Bezeichnung ist die richtigere, die germanische, welche den schweren Anfang des Leidens festhält, oder die hellenische, welche die Störung in ihrem Verlaufe wiedergiebt?

Mehr als zwei Jahrtausende sind darüber hingegangen, ehe diese Fragen endgültig beantwortet werden konnten. Das Beobachten der Natur ist gar schwer und die bloßen Sinne sind sehr trügerische Werkzeuge. Sehr langsam, durch die Arbeit vieler einander ablösender Geschlechter werden die Mittel und Wege gefunden, welche ein spätes, wenigstens in der Erkenntniß glücklicheres Geschlecht zum Ziele führen. Zu allen Zeiten haben die besseren Aerzte sich eifrig bemüht, die mechanischen Mittel, welche die fortschreitende Technik jedem Einsichtsvollen zur Verfügung stellt, für ihre Zwecke, die Erforschung und Heilung der Krankheiten zu benutzen; nicht Weniges haben sie durch eigene Erfindung hergestellt. Aber der Gebrauch führt auch sehr leicht zum Mißbrauch, der Gewinn verleitet oft zum Verluste. So geschah es zuerst mit der Uhr.

Schon lange hatte man den Puls gefühlt und gezählt, und man wußte, daß er in fieberhaften Krankheiten von

großer Bedeutung sei. Als man in der Uhr ein so
sicheres Werkzeug gewann, um die Zahl der Pulsschläge
in einer bestimmten Zeiteinheit sicher festzustellen, und
eine zuverlässige Vergleichung zwischen früheren oder späteren Pulsbestimmungen zu machen, da verlor sich mehr
und mehr der Gedanke, daß das Fieber eine ursprüngliche und wesentliche Beziehung zu der Wärme des Körpers habe. Viele begnügten sich damit, die Hand des
Kranken zu fassen, mit ernsthafter Miene die Uhr zu
ziehen und den Puls zu fühlen. Für sie war Fieber
gleichbedeutend mit Vermehrung der Pulsschläge, und da
jeder Pulsschlag einer Zusammenziehung des Herzens
entspricht, so schien kein Schluß natürlicher, als daß das
Fieber seinen wesentlichen Sitz im Herzen und den Gefäßen hat.

Ein Paar Jahrhunderte gingen hin, ehe man zu der
Uhr das Thermometer fügen konnte, ehe man außer der
Zeit auch die Wärme messen lernte. Aber kaum war
das Thermometer, zumal durch die Bemühungen unseres
Landsmanns Fahrenheit aus Danzig, als ein handliches Instrument hergestellt, als es auch die Aerzte zur
Erforschung der Körpertemperatur in Anwendung zogen.
Daß so endlich zuverlässige Thatsachen zusammengetragen
wurden, welche die Fieberfrage ihrer Erledigung zuführten, ist wesentlich ein Verdienst der deutschen Wissenschaft. Wir wissen jetzt, daß auch im Fieberfrost der

Körper glüht und daß nur die Oberfläche jene Erkältung
erfährt, welche den Kranken selbst und noch mehr seine
Umgebung täuschen kann.

So hat unser Jahrhundert wiederum eine jener
dunklen Ahnungen, welche die glückliche und unbefangene
Naturanschauung des frühesten griechischen Alterthums
erfaßt hatte, zu einer wissenschaftlichen Wahrheit erhoben.
Als Hippokrates im Tempel von Kos die Ueberliefe-
rungen der Asklepiaden sammelte, fünf Jahrhunderte vor
unserer Zeitrechnung, da fand er schon die Lehre von
der heißen Natur des Fiebers vor, freilich eingekleidet
in manche dogmatische und symbolische Umhüllung, aber
doch so weit klar, daß sich das praktische Handeln des
Arztes, das kühlende, beruhigende Verfahren darauf folgerichtig begründen ließ. Welcher Triumph für den Alt-
vater der Medicin, daß in unserer Zeit fast gleichzeitig
die wissenschaftliche Forschung und die einfache, praktische
Erfahrung von ganz verschiedenen Seiten her seine
Grundsätze zur Geltung brachten! Während die thermischen Vorgänge des Fiebers wissenschaftlich ergründet
wurden, erstand ganz unabhängig davon die Kaltwasserbehandlung und bald wurde die feuchte Kälte in einer
noch vor Kurzem ungeahnten Ausdehnung, als der reinste
und freilich auch einseitigste Ausdruck der antiphlogistischen Methode, in den verschiedensten Fiebern und Entzündungen mit dem größten Erfolge in Anwendung ge-

zogen. Zuerst unbewußt in den Händen roher Empiriker, später bewußt erforscht und ausgeübt durch wissenschaftlich gebildete Männer, ist die Hydrotherapie gegenwärtig schon ein unentbehrlicher Bestandtheil der praktischen Medicin geworden, und wenngleich die Vorstellung jener Enthusiasten, welche in dem kalten Wasser ein Universalmittel zu sehen glaubten und daher neben demselben jede andere Heilkraft zurückwiesen, ihrerseits zu Wasser geworden ist, so ist hinwiederum der Widerstand der altzünftigen Aerzte gegen die Neuerer doch schon so weit überwunden, daß man nicht mehr besorgen darf, anzustoßen, wenn man die Bedeutung der Kaltwasserkur zugesteht. Handelt es sich dabei doch zugleich um ein gewisses Stück nationaler Ehre, denn nicht nur die empirische, sondern auch ein Hauptstück der wissenschaftlichen Begründung der Hydrotherapie ist auf deutschem Boden errungen worden.

So steht jetzt also in klarer Formel, praktisch und theoretisch, gegen einander Gluth und Abkühlung, oder, wenn man es einseitig ausdrücken will, Feuer und Wasser. Ich sage, einseitig, denn ich möchte durch diese Formel ja nicht die Vorstellung erwecken, als ob bei der Fieberwärme auch Licht frei würde, oder als ob unter allen Umständen Wasser zu ihrer Beseitigung nöthig oder nützlich wäre. Sonst würde nichts natürlicher sein, als daß wir im Sinne der Alten unsere Erfahrungen in eine

mythologische Formel brächten, oder geradezu personificir=
ten. Feuer und Wasser = Apoll und Neptun. Eine
solche Gefahr ist vielleicht näher, als man glaubt. Schon
erweisen viele Wasserfreunde dem Neptunsgürtel, der
nassen Binde um den Leib, eine Art von abgöttischer
Verehrung. Wie viel mehr Veranlassung haben wir, auf
Apoll, den lichten Sonnengott zu blicken. Denn er ist
es ja, der dem klassischen Alterthum als der Erzeuger
der Krankheiten und insbesondere der fieberhaften galt*),
und vielleicht ist es nicht unmöglich, seine Spuren noch
in unserer Zeit aufzufinden.

Jedermann kennt die schöne Stelle im Anfange der
Ilias, wo Phöbos Apollon, erzürnt über die Beleidigung
seines Priesters durch Agamemnon, Bogen und Köcher
ergreift, um die im Schifflager vor Troja versammelten
Griechen zu strafen. Der Nacht gleich schreitet er heran.
Nicht fern von den Schiffen setzt er sich und sendet seine
Pfeile. Schrecklich tönt der Schall des silbernen Bogens.
Die Scheiterhaufen der Todten brennen ohne Unterlaß.
Neun Tage dauert die schwere Pest. Erst am zehnten
Tage, nachdem die Sühnopfer gebracht sind, wird der
zürnende Gott besänftigt.

Und so erscheint er wieder, mit seiner Schwester

---

*) F. G. Welcker, Zu den Alterthümern der Heilkunde bei den
Griechen. Bonn 1850. S. 33.

Artemis, in den jammervollen Geschichten der Niobe und der Marpessa, er, der seinen Beinamen Apollon von dem Verderben trägt, das er den Sterblichen bringt. Wir begreifen sie wohl, die gleichsam doppelte Erscheinung des Gottes, desselben, der zugleich der Gott des Lichtes, der Gesänge, der Wettkämpfe, der Flur und des Haines ist; er, der Leben, Gesundheit, Freude spendet, er ist es auch, der Sorge, Krankheit und Tod sendet, gleich dem großen Gestirn des Tages, das bald erwärmend und belebend, bald sengend und tödtend über dem Menschengeschlecht leuchtet. In der gläubigen Anschauung der Alten ist Gott und Gestirn gleichbedeutend. Wir, an große Städte gebannt und mit allem Schutz ausgesuchter Kulturmittel umgeben, wir empfinden den wechselvollen Einfluß der Sonne weniger, als der Landmann und der Reisende; ja auch diese empfinden ihn weniger in unserem Klima, wo die Sonne mildere Strahlen sendet. Anders wirkt ihre sengende Gluth in südlichen Ländern, und manch' europäisches Heer hat auch in unsern Tagen die verderbende Wirkung des Sonnenstrahles erfahren. Noch immer klingt das silberne Geschoß des Gottes, und in Fiebergluth fällt der Unvorsichtige, der sich seinem Zorne aussetzt.

Wie himmelweit verschieden von uns ist der Mensch, welcher sich von dem freien Leben in der Natur noch wenig entfernt hat! Er ist zunächst von der Witterung

abhängig; der Wechsel der Jahres= und Tageszeiten be=
stimmt die Art seines Lebens und seines Krankseins; die
Erde und das Gewässer bringen ihm bald Segnungen,
bald Gefahren¹, je nachdem der lichte oder der umwölkte
Himmel ihm günstig oder ungünstig sind. Die Sonne und
die Wolke, die Erde und das Meer sind für ihn nicht
blos vier Elemente, wie für den Naturphilosophen; ihm
sind es persönliche Erscheinungen, Wesenheiten, mit denen
er in ein persönliches Verhältniß tritt, Gottheiten, deren
Gnade und Ungnade sich persönlich über ihn ausgießt.
Ein kindlicher Zustand, denn das Kind ist es ja vor
allen, welches die Personifikation in seinem noch so armen
Vorstellungskreise am meisten übt und zu üben befähigt
ist, aber auch ein glücklicher Zustand, denn er giebt dem
Streben und Hoffen, dem Vermeiden und Fürchten ein
nahes und sicheres Ziel.

Hat der Naturmensch die Sonne in Apoll, den Son=
nenstrahl in den Pfeil des Gottes, die Fieberursache in die
durch diesen Pfeil erzeugte Verwundung des menschlichen
Leibes verwandelt, so findet er leicht die Erklärung, warum
er davon getroffen wird, leicht das Mittel der Sühne,
welches ihn retten kann. Der Zorn des Gottes ist durch
Opfer, durch Gebete, durch Beschwörungen zu besänftigen.
Die Griechen vor Troja, als sie den schrecklichen Gott
versöhnen wollen, bringen ihm Stierhekatomben, waschen
im Meere Sünde und Hitze und alles Unreine ab und

8*

fingen einen Päan. Hier ist Alles in natürlichem, lo=
gischem Zusammenhange, und auch die Fiebergluth findet
ihre natürliche Erklärung, denn sie ist die auf den
menschlichen Leib übertragene, in denselben eingedrun=
gene Sonnengluth selbst. Und so begreift es sich auch
weiterhin, daß es nicht so sehr im Innern der Woh=
nungen, als unter freiem Himmel ist, wo das Geschoß
des Gottes die Menschen verwundet. Das Fieber der
Alten ist vor allen Dingen das kalte oder Wechsel=
fieber, von dem wir jetzt wissen, daß es den unreinen
Aushauchungen des Erdbodens entstammt, nicht das Fie=
ber, wie es unsere Städtebevölkerungen ergreift, meist
die kleinen Leute, das geringe Volk, aber, wie die trau=
rigste Erinnerung der jüngsten Tage lehrt, auch die Für=
sten in ihren Schlössern, das Fieber, welches die Neueren
das Nerven= oder typhöse Fieber genannt haben, und
dessen verderbliche Quellen in dem Zusammenwohnen der
Menschen zu suchen sind. Die Wechselfieber sind die
Fieber der Campagna, der Sumpfländer, der Flußniede=
rungen; die Nervenfieber sind die Fieber der Städte, der
Kasernen, der Gefängnisse.

Was Apoll, der Verderber, den Griechen war, das
waren andere, meist zu weniger bestimmter Persönlichkeit
ausgebildete Götter bei andern Nationen. Denn der
Mensch macht sich seine Götter, wie seine eigene Bildung
es zuläßt. Die deutschen Stämme haben keine Götter=

gestalt gebildet, in der zugleich so viel Seligkeit und so
viel Unseligkeit sich vereinigt hätte, als in der von Phöbos
Apollon. Der nordische Himmel, das Dunkel der germanischen Wälder, die Fülle nebelzeugender Gewässer
erregten andere Vorstellungen. Zwar sprechen auch germanische Sagen von Geschossen der Götter, welche den
Menschen Krankheiten bringen, aber es ist nicht ein bestimmter Gott, an welchen sich die Vorstellung knüpft.
Neben den Göttern tritt das verderbliche Geschlecht
der Riesen, welche in der griechischen Mythologie so früh
überwunden werden, in den Vordergrund. Vor allem
aber sind es die Elben, Alben oder Elfen, die Gottheiten
der Wiese, des feuchten Waldes, des Flußgestades, welche
das Fieber bringen. Der Alb besteigt selbst den Menschen und reitet auf seiner Brust, die unter der schweren
Last zusammengepreßt wird*).

Die deutschen Götter sind längst vergessen, wie so
vieles andere deutsche. Der Alb allein ist geblieben und
noch immer reitet er auf unserer Brust, obschon wir
schier vergessen haben, daß er mit dem Elbfluß mehr zu
thun hat, als mit dem Alpengebirge. In dem schon erwähnten Gedichte des 12. Jahrhunderts heißt es auch:
rite iouch keber (es reite euch Fieber), und es ist wohl

---

*) Simrock, Handb. der deutschen Mythologie. Bonn 1853.
I. S. 543.

kaum zu bezweifeln, daß der Ritte (rito) dem Alb nahe
verwandt ist, denn auch das kalte Fieber drückt die Brust
zusammen, daß der Athem schwer wird und der Kranke
zu ersticken meint, wie unter der schwersten Last. Es
umfaßt ihn, als ob die Beine eines Reiters sich eng seinem Körper anpreßten, und die rein innere Störung,
welche wesentlich in einer Hemmung des Zwerchfelles
oder des Herzens beruht, wird nach außen auf eine bestimmte Person übertragen. Das ist ja an sich nichts
Auffälliges. Auch die Römer waren dahin gekommen,
das Fieber zu personificiren und daraus eine Göttin zu
machen. In Rom allein standen drei Tempel der Dea
febris, und es versteht sich wohl von selbst, daß ihr, wie
Apoll, sowohl die Gewalt, krank zu machen, als die
Kunst des Heilens zugeschrieben wurde.

Vor dem Christengotte sanken die Tempel Apolls und
der Dea febris, vor ihm zerflossen die Gestalten der
Riesen und Elben in Nebelgebilde. Aber das Gedächt-
niß der Völker ist zähe. Sollten denn nun plötzlich alle
die alten Götter nichts sein? sollten — um bei unserem
Gegenstande stehen zu bleiben, — die Krankheiten von
dem Gotte herkommen, der die Liebe selbst ist? hatte nur
der Würgengel des Herrn, wie in der altjüdischen Tradition, die Gewalt, das Leben hinwegzunehmen? gab es
nicht neben dem allgütigen Herrscher des Himmels und
der Erden ein böses Princip, dem die leiblichen und gei-

ftigen Schäden des Menschengeschlechtes zuzuschreiben waren? Alte Erinnerungen aus der ägyptischen und perfischen Religionsgeschichte belebten sich und gewannen Gestalt. Sie knüpften sich, oft genug begünstigt durch christliche Priester, an die eben gestürzten heidnischen Gottheiten. Eine neue Feuergestalt, nicht mehr der lichte Sonnengott, sondern ein finsterer Fürst der Unterwelt, erstand in der gefürchteten Person des Teufels. Um ihn sammelten sich die kleinen Teufel, die Bösen schlechthin. Die Holden unserer alten Religionslehre wurden zu Unholden; der Alb nahm die Spukgestalt eines Koboldes an, den die gelehrte Sprache mittelalterlicher Mönche als Incubus bezeichnete, und wieder wurden Brandopfer dargebracht, die scheußlichsten, welche jemals das Menschengeschlecht gesehen hat, weil inmitten einer gebildeten Bevölkerung der überlegte Fanatismus, der verstockteste Aberglauben Menschen zum Scheiterhaufen führte, um den Namen Gottes zu heiligen.

Man verbrennt keine Hexe mehr, man beschuldigt kein altes Weib mehr, einem Menschen durch bösen Blick oder durch Zauberworte unter Anrufung des Bösen ein Fieber oder einen „Hexenschuß" angethan zu haben. Aber noch immer geht der Teufel unter den Leuten um, und selbst die wissenschaftliche Medicin hat noch in der neuesten Zeit sowohl in Deutschland, als anderswo, aus katholischem und protestantischem Lager, wohl durchdachte

Systeme der Pathologie hervorgehen sehen, welche die Krankheit vom Teufel selbst oder wenigstens von der Erbsünde herleiten und das eigentliche Heilmittel in Be= schwörungen, in Gebeten, im Sakrament finden.

In der Wissenschaft haben solche Versuche, das tief innerliche Ahnen religiösen Strebens in die Deutung der Naturvorgänge hineinzutragen und das Dogma auch zu einer äußerlichen Gewalt, ja zur wirklichen Herrschaft über die Erfahrung zu bringen, keine Hoffnung mehr. Die Zeit ist vorüber, wo die Kirche eine solche Elasticität besaß, daß sie sich jeder Erscheinung des äußerlichen Le= bens anpassen konnte, wo sie also auch jedem Wissen über Natur und Mensch einen geeigneten Platz in ihrem System anzuweisen vermochte, wo Wissen und Glauben Eins waren und die persönliche Einwirkung Gottes oder der Heiligen, des Teufels oder der Unholden eine jeder= zeit fertige Erklärung für jedwedes Vorkommniß bot. Man mag diesen Mangel der Kirche beklagen. Haben doch auch die Alten, ja hat noch unser Schiller den Untergang der Götter Griechenlands beklagt. Die Phan= tasie verliert mit jedem Fortschritt des Wissens an Spiel= raum, der Dichter trauert, aber das Menschengeschlecht, das berufen ist, seinen Entwickelungsgang zu einem immer mehr bewußten, männlich ernsten und vollendeten Wissen fortzusetzen, ist um eben dieses Zweckes willen genöthigt, in dem wirklichen Geschehen nach den wirklich erkennbaren

Kräften zu forschen und die Symbolik fern zu halten von den Geschäften. Auch die Wissenschaft ist allmählich ein überaus ernsthaftes Geschäft geworden, dem durch bloße Inspiration, ja durch bloßen „Takt" nicht mehr beizukommen ist. Ein geübter Arzt kann die Fähigkeit erworben haben, die Zahl der Pulsschläge und der Temperaturgrade eines Fieberkranken durch bloßes Zufühlen zu schätzen, aber bevor er diese Fähigkeit erlangt, muß er Uhr und Thermometer fleißig handhaben, und auch wenn er dies gethan hat, so wird es in wichtigen Fällen immer besser sein, sich nicht mit der Schätzung zu begnügen, sondern die technischen Hülfsmittel selbst anzuwenden.

In unserer Zeit der immer reicheren Entfaltung der Technik ist auch die Wissenschaft vom Leben, gesundem und krankem, genöthigt gewesen, immer mehr mechanische Hülfsmittel zur Erforschung und Behandlung des menschlichen Leibes und seiner Thätigkeiten zu Hülfe zu nehmen. Arbeitet doch in diesem Augenblick, Dank der einsichtsvollen Munificenz des Königs von Bayern, im physiologischen Institut in München eine eigene Dampfmaschine, um vermittelst der sinnreichsten Vorrichtungen die stündlichen und täglichen Ausgaben des Körpers an Kohlensäure, diesem wichtigen Faktor des Athmens, festzustellen. Auch dem Biologen erleichtert die fortschreitende Technik die einförmige, ermüdende Arbeit. Aber nicht blos die

Hülfsmittel sind technische, sondern auch die Vorstellungen
über den Hergang und das Geschehen des Lebens sind
mechanische geworden. Weder Apoll noch der Teufel,
weder die Erbsünde des Menschengeschlechts, noch die
Sprüche der Hexen und Zauberer lassen irgend ein wis=
senschaftliches Verständniß zu; das persönliche Einwirken
übernatürlicher Gewalten bringt durchaus fremdartige
Motive in die Betrachtung der Naturvorgänge.

Das Thermometer zeigt uns, was sie alle nicht zu
leisten im Stande waren. Wir wissen jetzt, daß die
mittlere Körpertemperatur gesunder Menschen zwischen
36° und 37° des hunderttheiligen Thermometers schwankt,
am häufigsten 37° beträgt. In der Erzeugung und Er=
haltung dieser Temperatur ist der Körper nur zum Theil
abhängig von der äußeren Wärme, welche ihm als solche
unmittelbar zukommt. Die umgebende Luft kann sich um
viele Grade erhitzen oder erkälten, und doch ist der Kör=
per im Stande, seine Eigenwärme zu behaupten. 30°
mehr oder weniger in der Atmosphäre ändern die Eigen=
wärme des Körpers oft nicht um $\frac{1}{2}$°. Das Gefühl des
Kalt= oder Warmseins ist gar kein Maaßstab für die
wirkliche Temperatur des Körpers; es bezeichnet nur den
jeweiligen Zustand der Hautnerven, am häufigsten die
Empfindung der Differenz, und schon so begreifen wir
es, daß der Fieberkranke bei derselben Blutwärme das
eine Mal Frost, das andere Mal Hitze empfinden kann.

So schlecht iſt es mit unſerem Bewußtſein beſtellt, daß
wir häufig den Zuſtand unſeres eigenen Leibes ohne
techniſche Hülfsmittel nicht einmal abzuſchätzen vermögen.

Unvollkommenes Geſchöpf, wenn es ſich auf ſeine
Gefühle, auf ſeine Ahnungen, auf ſein bloßes Bewußt=
ſein verlaſſen will! Und doch, wie vollkommen, wenn
die ſchön geordnete Mechanik ſeines Leibes ohne ſein
eigenes Wiſſen in regelmäßiger Arbeit iſt, wenn alle
Regulatoren wirken. Sinkt die äußere Thätigkeit, ſo
beginnt die innere Thätigkeit der Organe. Wie in einem
Ofen, verbrennen die Stoffe; durch die Lungen bringt
das Phlogiſton, die brennende Luft, der ſogenannte Sauer=
ſtoff ein, und hinwiederum entweicht durch ſie der grö=
ßere Theil der verbrannten Stoffe, in Form von Koh=
lenſäure, wie ſie aus dem Ofen entweicht, nachdem das
Holz in Luft verwandelt iſt. So erwärmt ſich der Kör=
per. Steigt dagegen die äußere Temperatur, ſo treten
die Regulatoren in Wirkſamkeit, um die innere Erhitzung
nicht überhand nehmen zu laſſen. Die Haut beginnt
feucht zu werden, die verdampfende Feuchtigkeit bindet
Wärme, der Körper kühlt ſich trotz der heißern Umge=
bung ab. Der Durſt erwacht, wir nehmen kühles Ge=
tränk, welches nicht nur durch ſeine niedere Temperatur
wohlthätig einwirkt, ſondern auch der Haut neue Ver=
dampfungsflüſſigkeit zur Verfügung ſtellt. So vollkommen
arbeiten dieſe und andere Regulatoren, daß jenes Gleich=

gewicht der Funktionen, welches das Gefühl des Wohl=
seins erzeugt, auch unter den ungünstigsten Verhältnissen
eine ziemlich lange Zeit erhalten werden kann.

Die natürliche Eigenwärme ist also keineswegs, wie
die Alten meinten, eine eingeborene, gleichsam eine Mit=
gift der Götter, und somit selbst göttlich; sie ist auch
nicht ein unaufhörlich erneuertes Geschenk der Sonne,
jenes guten Gestirns, das unserer Erde als unentbehr=
liche Wärmequelle dient; sondern sie ist ein selbständiges
Erzeugniß des Körpers, ein Arbeitslohn thätiger Organe.
Und nicht allein die Wärme des gesunden Leibes ist es:
auch die Fiebergluth des kranken Körpers hat keine äußere
Quelle; auch sie ist ein Erzeugniß innerer, chemischer
Umsetzungen der Stoffe, der Ausdruck eines wirklichen
inneren Brandes. Dieser Brand verzehrt nicht blos die
von außen mit der Nahrung eingeführten Stoffe, sondern
er ergreift die Gewebe des Körpers selbst; je schwerer
das Fieber, um so schneller zehrt es, um so früher kommt
jene so erschreckende Abmagerung, welche den lange an=
dauernden Fiebern den Namen der Zehr= oder hektischen
Fieber gegeben hat.

Wenn man weiß, daß der Mensch in der eisigen
Polarzone, wo das Quecksilber gefriert, und in der bör=
renden Gluth der Tropen, wo die Sonne senkrecht auf
den Scheitel ihre Strahlen wirft, seine mittlere Wärme
behaupten kann, so schließt man leicht, daß in dem Fieber

nicht so sehr die Temperaturgrade des Körpers abwei=
chend sein können, als vielmehr, daß die Regulatoren
eine Störung erfahren haben müssen. Und in der That,
das Thermometer lehrt uns, daß in der Mehrzahl der
Fieber die Körpertemperatur nur bis 38° und 39° des
hunderttheiligen Thermometers, also um beiläufig 2° steigt,
und daß nur in den schwersten Nerven= und Wechsel=
fiebern, so wie in manchen Entzündungs= und Ausschlags=
fiebern die Temperatur des Blutes 40° und 41° erreicht,
also 3—4° über das natürliche Mittel sich erhebt. Eine
so geringe Steigerung der inneren Temperatur ist fast
unerträglich; der Durst wird unstillbar, die Brust hebt
sich immer schneller, um kühlere Luft einzusaugen, hastig
arbeitet das Herz, unruhig wird der Körper hin und her=
geworfen, der Geist wird aufgeregt, widerwillige Gedan=
ken erheben sich in immer ungestümerem Gedränge, immer
mehr der Selbstbestimmung entzogen, und endlich erschöpft
sich der organische Bau in seinen innersten Bestandtheilen,
weil die Regulatoren nicht ausreichen, dem fortschreiten=
den Verbrauch der Körpergewebe Einhalt zu thun.

Es ist also dringend wichtig, daß diesem Verbrauch
so früh als möglich Einhalt geschehe. Zuweilen geschieht
dies, wenigstens für eine gewisse Zeit, freiwillig. Ein
solches Ereigniß hat man die Entscheidung (Krisis) ge=
nannt, und als Beispiel dafür dient hauptsächlich das
kalte Fieber.

In diesem nämlich setzt sich jeder Fieberanfall aus drei regelmäßigen Stadien zusammen. Zuerst empfindet der Körper die eingetretene Störung als Frost; dann kommt die Gluth zu freier Erscheinung; endlich folgt der Schweiß und mit ihm die Krise und darauf eine oft lange Zeit des Nachlasses, bis in einem neuen Anfalle derselbe Verlauf der Stadien sich wiederholt. Da nun aber den meisten Fiebern des Südens etwas Intermittirendes, etwas vom Wechselfieber anhaftet, und die meisten ein bestimmtes, regulatorisches Stadium erkennen lassen, so mußte sich natürlich den alten Aerzten die große Bedeutung der Krisen, wie sie sie einmal aufgefaßt hatten, immer wieder vor Augen stellen. Aber nicht immer ist Schweiß das Zeichen eines wirklichen Nachlasses. In den Zehrfiebern dauert der innere Zerstörungsprozeß fort, auch während der Kranke in Schweißen zerfließt, und in den Nervenfiebern folgt oft Einem Schüttelfrost wochenlange Hitze, mit abwechselndem Steigen und Fallen der Temperatur, und wenn nach langer, langer Zeit die kritischen Ausscheidungen kommen, so sind sie nicht sowohl die Mittel der Besserung, als die Folgen derselben.

Ueberhaupt läßt sich die verwickelte Mechanik des Fiebers nur begreifen, wenn man die eigenthümliche Mechanik des Körpers anschaut. Man darf sich den Körper nicht denken als eine in sich todte Masse, in welche,

wie die Griechen sagten, der Hauch, das Pneuma, oder
wie die alten Juden es ausdrückten, der lebendige Odem
eingeht, um Alles in Thätigkeit zu setzen. Auch darf
man sich den Körper nicht vorstellen wie eine eigentliche
Maschine, welche die Seele nach ihren Absichten regiert.
Im Gegentheil man muß den Leib auffassen als einen
vielgliedrigen, durch und durch belebten Organismus,
dessen einzelne Theile allerdings mechanisch arbeiten, aber
von denen doch jeder einzelne zugleich den Grund seiner
Thätigkeit, das Leben in sich selbst hat. Viele Leben sind
hier zu einem Gesammtleben vereinigt, viele Sonder=
existenzen mit unabhängiger Lebens= und Wirkungsfähig=
keit sind in eine gemeinsame Abhängigkeit zu einander
gesetzt, und in dieser Abhängigkeit werden die einen von
den andern beeinflußt, jede nach ihrer Art und der Art
der andern. Manche sind höher ausgestattet und darum
edler und wichtiger in dem großen Gemeinwesen, andere
sind schwächer, klein, arm und vereinzelt, von geringer
Bedeutung scheinbar, und doch in Fällen der Noth schwer
entbehrlich.

So ist der Leib des Menschen, und ebenso der des
Thieres und der Pflanze, überhaupt nur zu vergleichen
mit organischen Einrichtungen, wo lebendige, mit eigener
Selbstbestimmung begabte Einzelwesen mit einander in
Beziehung treten, also nur mit der Familie, dem Staate,
der Gesellschaft. Auch hier stehen die Kleinen und Un=

mächtigen neben den Großen und Gewaltigen, der gemeine Mann neben dem Magnaten und Potentaten, alle als lebendige Glieder eines größeren Ganzen, jedes mit eigenem Leben und Wesen, das seinen besonderen, individuellen Ausdruck hat. Auch in dem Leben der Staaten und der Gesellschaft spricht man von Fiebern und deren Krisen, um so häufiger, je mehr die natürlichen, regulatorischen Kräfte gefesselt sind.

Wo liegen nun in der gesellschaftlichen Zusammenfügung des menschlichen Leibes die großen, regulatorischen Einrichtungen? Sie liegen zunächst im Blute und im Nervensystem. Das Blut ist das Mittel des Verkehrs der Stoffe; in seinen Gefäßen, den Verkehrsadern strömt es zu allen Theilen und kehrt nach langem Umlauf, vielfach verändert, zurück zum Herzen, um von da wieder durch die Lungen, das große Emporium des Gasaustausches, getrieben zu werden. Von dort bringt es den Sauerstoff mit, welcher die Stoffe verbrennt, und dahin führt es die Kohlensäure zurück, welche aus der Verbrennung hervorgegangen ist. Aus dem Blute schöpft jeder Theil seinen Antheil an Stoffen, an das Blut giebt jeder zurück, was für ihn unbrauchbar geworden ist. Kann man sich noch wundern, daß das Blut auch eine Quelle allgemeiner Störung, der Mittelpunkt konstitutioneller Erkrankungen werden kann? Auf den verschiedensten Wegen dringen schädliche Stoffe in das Blut ein, und indem sie von da in die einzelnen Theile gelangen, werden sie ein mächtiges Ferment für innere Zersetzungen. So entstehen die Infektionsfieber, bei denen das Blut sich zunächst verunreinigt durch allerlei verdorbene Substanzen, der Mehrzahl nach chemische Stoffe, die aus der Zersetzung organischer, pflanzlicher oder thierischer Körper entstanden sind. Der Erdboden, die menschlichen Wohnungen, die Nahrung und das Gewerbe können die Gelegenheit zu solchen Zersetzungen bieten, aber auch der eigene Körper kann das Material hergeben und so zu der schlimmsten, weil geheimnißvollsten Infektion, zur Selbstinfektion Veranlassung geben. Dahin gehören viele der sogenannten Wund= und Entzündungsfieber, wie man sie insbesondere in überfüllten Spitälern, und daher so oft im Gefolge großer Schlachten sich ausbilden sieht.

Aber nicht jede Infektion des Blutes bringt Fieber hervor. Die Cholera ist eine der schlimmsten Infektionskrankheiten und doch nicht wesentlich fieberhaft; ja in ihren schweren Formen bedingt sie eine so erhebliche Abnahme der Eigenwärme, daß man ihr mit Recht den Namen der eisigen beigelegt hat: Cholera algida. Die Verunreinigung des Blutes bringt nur dann das Fieber, wenn zugleich das Nervensystem in seinen wichtigsten Theilen mit ergriffen wird, wenn also vom Blute aus die schädlichen Stoffe in gewisse nervöse Theile eindringen. Nun giebt es aber viele Wege zum Nervensystem, unter denen

die Blutbahn nur einer ist, und so giebt es denn manches
Fieber, bei dem zunächst wenigstens das Blut ganz un-
betheiligt ist und eine Verunreinigung ganz ausgeschlossen
bleibt. Das sogenannte Nervenfieber, der Typhus gehört in diese Klasse aber nicht, denn gerade er ist eine
so ausgemachte Infektions-Krankheit, daß, wie die neueste
Erfahrung lehrt, gerade bei ihm der Verdacht auf wirkliche Vergiftung ganz nahe liegt. Ursprüngliche Fieber
des Nervensystems dagegen sind in populärer Weise bekannt genug. Dahin gehört das Liebesfieber, von dem
die Geschichte der Medicin so wundersame Beispiele kennt.
Dahin könnte man das Kanonen- und das Demokratenfieber zählen, wenn die Temperaturerhöhung dabei wirklich
nachgewiesen wäre. Sicher kann man aber dahin jenes
Zehrfieber rechnen, welches durch übermäßige und anhaltende Anstrengung, sei es körperliche, sei es geistige, hervorgerufen wird, nachdem die Konstitution schon vorher
erschöpft, das Nervensystem geschwächt ist. Denn in allen
Fällen konstitutioneller Schwäche, bei ursprünglich schwächlicher Anlage, bei mangelhafter Ernährung, bei Erschöpfung durch Arbeit, ist auch das Nervensystem zu
febriler Aufregung geneigt.

Wir sind gewohnt zu sagen: Aufregung. Darunter
darf man sich aber durchaus nicht vorstellen, daß im
Fieber eine größere Kraftentfaltung von Seiten des Nervensystems als Regel vorkommt. Im Gegentheil, alle

größere Kraftentwickelung geschieht nur stoßweise, für eine beschränkte Zeit, und wo sie geschieht, ist sie vielmehr auf eine gesteigerte Reizbarkeit zu beziehen. Eine solche ist aber viel mehr ein Zeichen von Schwäche, als von Stärke. Und wirklich weisen alle Erscheinungen darauf hin, daß bei jedem Fieber, es mag entstanden sein wie immer, der Grundcharakter der Nerventhätigkeit und zwar gerade der regulatorischen Thätigkeit der einer zunehmenden Schwäche und Widerstandslosigkeit ist. Von vorn herein zeigt sich häufig ein sehr ausgesprochenes Gefühl der Ermüdung und Kraftlosigkeit, die Muskeln gehorchen nur träge den an sie gemachten Anforderungen, man dehnt und streckt sich, wie nach großer körperlicher Anstrengung, man ist unlustig zu jeder Thätigkeit, zu jedem Genuß, man fröstelt vor dem leisesten Lufthauch, kurz man nimmt an allen seinen Theilen eine Störung wahr, welche nicht so sehr die Theile in ihrem eigentlichen Wesen und Sein, als vielmehr in ihren Beziehungen zu einander trifft. Das allgemeine Gleichgewicht der Theile ist aufgehoben und damit das Gefühl der innern Disharmonie gegeben.

Diese Disharmonie tritt bald noch stärker hervor. Die Zusammenziehungen des Herzens steigern sich, der Puls wird häufiger, während alle anderen Muskeln träger sind. Aeußerer Frost stellt sich ein, während die innere Wärme immer glühender wird. Wir können leicht

begreifen, warum die Oberfläche des Körpers kalt wird,
trotzdem daß das Blut heißer als gewöhnlich ist, denn
die Blutgefäße der Haut ziehen sich zusammen, verengern
sich, bis nur noch so wenig Blut in sie einströmen kann,
daß die Zuströmung die durch Strahlung sinkende Tem=
peratur der Oberfläche nicht einmal auf der normalen
Höhe erhalten kann. Aber die Zusammenziehung der
Gefäße ist doch eine Erscheinung, welche, wie die ver=
mehrte Thätigkeit des Herzens, auf eine ungewöhnliche
Arbeit der zusammenziehenden Theile hinweist; wie sollen
wir darin ein Symptom der Schwäche erkennen? Und
doch ist es ein solches. Denn im natürlichen Gange des
Lebens wirkt das Nervensystem überall als ein Moderator.
Es ist diejenige Einrichtung, welche in dem organischen
Gemeinwesen nicht nur zwischen den Theilen vermittelt,
sondern auch die Zufuhr des Blutes regulirt, indem es
sowohl die Bewegungen des Herzens, als die Weite der
Gefäße verändert. Verliert es die Fähigkeit, diese ver=
mittelnde oder regulatorische Thätigkeit zu üben, wird es
in seinen eigentlich centralen Elementen gelähmt, so mö=
gen immerhin einzelne Theile des Körpers, ja sogar ein=
zelne Abschnitte eine gesteigerte Thätigkeit entfalten; die
Thatsache wird dadurch nicht geändert, daß der Körper
in seinen wichtigsten Theilen, gleichsam in seinem Kern
eine gefährliche Schwächung erfahren hat.

Je deutlicher sich diese Ueberzeugung bei den Aerzten

der neueren Zeit festgestellt hat, um so mehr ist eine
Vorstellung zurückgedrängt worden, welche noch vor we=
nigen Decennien in Deutschland die größte Anerkennung
gefunden hat, die nämlich, daß das Fieber an sich eine
heilsame Reaktion des Körpers gegen irgend eine in ihn
eingedrungene oder in ihm entstandene Störung sei, und
daß diese Reaktion in der Krise ihren natürlichen Ab=
schluß, gleichsam ihren Sieg erringe. Diese Vorstellung
hat nicht wenig dazu beigetragen, die Aerzte an das so=
genannte exspektative Verfahren und manche an das bloße
Zusehen, an das Abwehren neuer Schädlichkeiten zu ge=
wöhnen, und obwohl auch dieser Nihilismus sein Gutes
gehabt hat, indem er dem Aderlassen und der übermäßigen
Häufung zusammengesetzter und gefährlicher Arzneimittel
endlich bestimmte Schranken gesetzt hat, so läßt sich doch
nicht leugnen, daß er auch sehr viel dazu beigetragen hat,
die ärztliche Kunst vielfach in Mißkredit zu bringen und
in Kreisen, welche sich selbst als die Träger der vollkom=
mensten Bildung zu betrachten pflegen, dem gröbsten
Charlatanismus die Thür zu öffnen. Auf diese Weise
sind wir dahin gekommen, daß manche Salons europäischer
Residenzen Scenen reproduciren, wie sie einstmals eine
gaunerische Priesterschaft in den Tempeln Apoll's und
Aesculap's aufführte, Incubationen und Epoden, wie sie
in alter Zeit aus dem wüsten Zauberlande Thraciens
mitten in die hellenische Kultur hineingetragen wurden.

Vom Standpunkt des gesammten Organismus, der
Körpereinheit oder besser Gemeinsamkeit aus betrachtet,
ist das Fieber weder eine Reaktion noch auch wesentlich
eine Aktion, sondern vielmehr eine Passion, ein Leiden.
Diesem Leiden wird ein Ziel gesetzt durch die Herstellung
des Gleichgewichtes in den Funktionen. Die vermehrte
Verbrennung der Organtheile, die gesteigerte Thätigkeit des Herzens müssen herabgesetzt, die Schwächung
des Nervensystems, die verminderte Thätigkeit der Sekretionsorgane müssen gehoben werden. Die Individualität des Kranken, der besondere Zustand seiner Organe,
die Natur der Fieber erzeugenden Ursache, die Zeit der
Krankheit und vieles Andere entscheiden über die Wahl
der Mittel, welche dazu dienlich sind und welche ganz
verschieden gegriffen werden müssen je nach den Umständen. Das eine Mal wenden wir uns direkt gegen die
Hitze, das andere Mal gegen das Herz, und wieder in
anderen Fällen stärken wir das Nervensystem oder ändern
die Blutmischung oder erregen die Sekretionsorgane.

Das ist das, was man die hippokratische Methode
nennt. Individualisirung des Falles, Analyse desselben
mit allen Hülfsmitteln der Technik, mit aller Anstrengung
der Sinne und des Geistes, Wahl der Mittel nicht nach
dem Krankheitsnamen, der mit der Zeit wechselt, sondern
nach der Eigenthümlichkeit des Falles. Die hippokratische
Methode von heute gleicht in den Einzelheiten ihrer Aus-

führung, in der eigentlichen Praxis der von Hippokrates
selbst geübten überaus wenig, aber in ihren Grundzügen
ist sie dieselbe geblieben. Sie ist die Grundlage der
wissenschaftlichen Medicin, und wenn wir für unsere Nation das Vorrecht in Anspruch nehmen können, daß sie
trotz ihrer Zersplitterung und der dadurch auch für die
Wissenschaft hervorgehenden Hemmungen auch in diesem
Streben die vorderste geblieben ist, so dürfen wir vielleicht
hoffen, daß es ihr beschieden sein werde, auch den praktischen Einfluß, welchen geläuterte Erfahrungen über Leben
und Krankheit auf die innere Verbesserung des Volkslebens ausüben können, vollständiger durchzuführen, als
es in Griechenland der Fall war. Hippokrates starb in
demselben Jahrhundert, wo der treulose Philipp von
Macedonien den in sich uneinigen griechischen Staatenbund über den Haufen warf. Die Gährungen der folgenden Zeit hinderten jede tiefer in das Leben eingreifende
Entwickelung der Wissenschaft, und das denkwürdige Buch
des Hippokrates über Luft, Wasser und Orte ist bis auf
diesen Tag nur ein Symbol geblieben, an dem wir
sehen können, was zu leisten gewesen wäre für das Wohl
der Gesammtheit, wenn eine fortschreitende wissenschaftliche Schule das Volk allmählich mit dem Schatze von
Erfahrungen vertraut gemacht hätte, welchen die Nachkommen Apoll's schon damals in so reicher Fülle gesammelt hatten. Die heutige Medicin hat diese Erfahrungen

und die sich daran knüpfende Aufgabe in sich aufgenom=
men; möge es ihr gelingen, auch durch die That zu zei=
gen, daß ihre Wissenschaft von dem Gotte des Lichtes
selbst abstammt, also selbst göttlich ist, — was rechtlich
nicht bezweifelt werden kann. Denn noch leben zahlreiche
Zeugen dafür, — die Raben. Sie waren einst weiß
und wurden erst schwarz durch einen Fluch Apoll's
bei Gelegenheit der Geburt seines Sohnes Aeskulap —
um eines Umstandes*) willen, der in das Ehescheidungs=
gesetz gehört und sich daher hier nicht gut erzählen läßt.

---

*) Preller, Griechische Mythologie. Leipzig 1854. I. S. 322.

Editorische Notiz:

Der Text der vorliegenden Edition sowie der Nachdruck der Originalausgabe in Fraktur folgen der Ausgabe: Rudolf Virchow: Vier Reden über Leben und Kranksein. Druck und Verlag von Georg Reimer, Berlin 1862.

Die Orthographie der Neubearbeitung wurde behutsam modernisiert, der originale Lautstand und grammatikalische Eigenheiten bleiben gewahrt. Die Interpunktion folgt der Druckvorlage des Originals.

SE VERUS